患者中心主義が医療を救う

竜崇正の挑戦

Ryuu Munemasa

鈴木 久仁直 著

アテネ出版社

はじめに

日本人の男性のなんと六二%が、女性の四六%ががんにかかり（国立がん研究センター発表）、三人に一人はがんで亡くなる。またがん治療をうけながら働く人々は三二万五〇〇〇人との推計がある。がん治療と仕事を両立させる時代に入っている。まさにがんは国民病である。国民共通の敵・がんに対し、がん専門医として立ち向かい、生涯一外科医を標榜する男が竜崇正である。

竜は国立がんセンター東病院の手術部長として活躍する。その後千葉県立佐原病院を院長として立て直す。地方の佐原病院を全国でランキング入りするほどに進展させる。千葉県がんセンターおよび千葉県のがん医療を患者重視に変え、さらに千葉県がんセンターの経営を赤字から黒字経営へと劇的に改善させる。現有の人材を活用し、適材適所でポストにふさわしい人材を登用し、次々と改善に成功していくのはみごとな手腕である。

困難ながん告知問題を解決すべく、著書『がん告知　患者の権利と医師の義務』（医学書院・編著）を執筆し世に問う。また『肝臓の外科解剖』（医学書院・共著）では新たに肝臓がんの治療法を体系化し、二冊とも医学生のバイブルとなっている。『肝臓の外科解剖』は英語・中国語・韓国語に翻訳され、海外での評価も高い書籍である。

千葉県がんセンター長を六五歳で定年退官する。定年後の第二の人生も医療を守り育てるため、在野にあり政策シンクタンク「医療構想・千葉」を設立する。医療現場から「どこでもMY《マイ》カルテ」や大胆な医療政策を提言する。現場の意見や不満を吸い上げて、提言し情報発信を行う。超高齢化社会の現代こそ、定年後の充実した人生は大切であり、生きがいは重要となる。

さらにNPO法人「医療福祉ネットワーク千葉」の理事長を務め、患者優先のがん医療の支援や福祉との連携を図る。同時に浦安ふじみクリニックを再建する。地域に密着し患者情報を患者自身のものとして扱い、画期的な医療・介護・福祉の連携をはかる。自宅で安心して自分らしく生き切り、寿命をまっとうできる体制を整備する。

竜の功績は一外科医の枠を大きく超えるものだが、本人の意識は「患者とともに歩む生涯一外科医」が根底にある。そんな竜の人生をとおして千葉の医療の最前線や現状を考えよう。竜の知られざる数々の功績は、医療崩壊が叫ばれる今こそ検証・再評価されるべきだろう。

与えられた環境の中で、使命感をもって目標に向かい、患者中心主義かつ現場主義を実践してきた。懸命な努力と工夫をしてきた竜の人生に学ぶことは多い。私たちの生き方まで刺激するだろう。千葉から日本の医療を変えようとする情熱がみなぎっている。その熱い情熱に触れ、大きな感動を堪能したい。

患者中心主義が医療を救う

目次

はじめに　3

第一部　地域医療向上への挑戦

熱血医師の誕生　12
吉祥寺の開業医に生まれる
千葉大医学部に入学
千葉大医学部第二外科入局
がん専門医の研修

理想医療への模索と挑戦　20
千葉県がんセンターに赴任
国立がんセンター東病院手術部長
千葉県立佐原病院に赴任
救急患者の受け入れ
カルテの配布型開示
カルテ開示の成果
ＭＲＩの導入

医療情報のシステム化　33
オーダリングシステムの検討
オーダリングの導入
オーダリングの成果
千葉県統一電子カルテへ

医療スタッフと共に歩む　42
『看護学雑誌』に連載
『看護学雑誌』再度の連載
看護師がシンポジウムのパネリスト

患者と共に歩む　50
竜院長の医療の原点
診療圏外からの患者
胃・膵臓・脾臓・大腸・左腎臓の同時手術
膵臓がん手術不能か
輸血できない肝臓手術

地域と患者の連携プレーをめざして　58
外科手術件数の増加

地域医療ネットワークの実現
柳原和子との出会い
柳原和子の主治医

患者に寄り添う病院 66
遊歩道・花壇の整備
佐原病院にミニ美術館
佐原の大祭が病院に
佐原病院イン東京ドーム

挑戦の成果 73
患者にやさしい病院ランキング二五位
安全重視の病院ランキング一一位
がん治療の実力病院　一八位
業務改善と経営改善

医師・研究者としての歩み 81
臨床研究と発表
『がん告知』
肝臓の新治療法
渾身の力で地域医療

第二部　高度専門病院への挑戦

千葉県がんセンターの改革 90
千葉県がんセンター長公募
千葉県がんセンター長就任
三つの新方針
抵抗勢力の懐柔
千葉県がんセンター例会の開催
診療機能強化委員会の設立
診療プロトコール開発管理委員会の設立

成果は形に 103
『がん診療ハンドブック』の出版
患者用坑がん剤副作用対策の冊子
電子カルテ導入準備
電子カルテを半年で導入
患者情報は患者のもの

患者に寄り添うがん治療——109
外来化学療法の強化
緩和ケア・在宅支援病棟
緩和ケアに音楽やペット
ふれあい広場の継続

医療システムの先取り——115
診療情報企画室の発足
DPCデータの活用
CQI研究会の充実
DPC環境下の医療

がん先端医療を切り開く——121
千葉国際がんシンポジウムの開催
担うべきがん医療の明確化
がん対策基本法の制定
地域がん診療連携拠点病院の指定
地域医療連携室の充実
患者相談支援センターの独立

挑戦への総決算——134
経営戦略部の新設
業務改善の結果の黒字
医業収益の増大
研究発表と講演

行政と医療の狭間で——143
千葉県行政への不信感
千葉県知事選のテーマに医療問題を
千葉県知事選に立候補か

竜崇正を支えたもの——149
仕事には遊びが必要
遊びが仕事を支える
千葉県がんセンター長を定年退官

第三部　地域医療再生への挑戦

新たな挑戦へ　156
「医療構想・千葉」の発足
第二の人生開幕
設立記念シンポジウムの開催
千葉県の医療崩壊　その処方箋は？
白熱する質疑応答　166
地域医療を支える〝志〟
千葉県に医学部を
千葉の医療を崩壊させない
医療崩壊を阻む　170
第二回シンポジウム
再生への提案
ワクチン後進国日本
タブーに挑戦！　成田に医学部を　176
第三回成田シンポジウム
医師を増員するには
千葉県に医学部新設は急務
医師不足は医学部の不足
成田医科大学構想（仮称）
構想を具体化する　188
新医科大学誘致シンポジウム
成田医科大学への期待
医科大学の誘致へ
「広報なりた」で発表
国家戦略特区に選定
医学部新設の反対勢力
医学部反対の空論
成田医科大学設立
組織の壁を越えた医療を　201
東日本大震災発生
被災地の救援活動
石巻赤十字病院通常診療に復帰

医療情報の連携を――― 208
ＮＰＯ法人「医療・福祉ネットワーク千葉」設立
ケアフードの普及
「どこでもＭＹカルテ研究会」
第二回「どこでもＭＹカルテ研究会」
東日本大震災を受けて
医療構想フォーラムへ
挑戦は続く――― 222
浦安ふじみクリニック院長就任
専門外来を充実
スタッフとの信頼・連帯
クリニックの最高経営会議
バーベキュー大会で輪が広がる
医療界の三冠王
患者に寄り添う医療を――― 234
浦安から全国へ
医療と介護の連携
余命四週間の患者を在宅看護
人生最後の晴れ舞台
早期発見、早期標準治療
最期を自分らしく生きる
竜崇正年表 246
あとがき 248

第1部

地域医療向上への挑戦

熱血医師の誕生——•

吉祥寺の開業医に生まれる

昭和一八年一一月一日、東京都武蔵野市吉祥寺で、竜は開業医の五人兄弟の長男に生まれる。同年に、東京都制が施行されたばかりで、当時の正式地名は東京都北多摩郡武蔵野町大字吉祥寺である。武蔵野市東端の吉祥寺は現在、住みたい街ランキング一位である。若者に人気の街で、成蹊大学をはじめ近隣に数多くの大学があり、学生の街でもある。同時に高級住宅地であり、商業地域でもある。前進座が活躍し、サブカルチャーの発信地としても知られる。小説・漫画・アニメ・映画・ドラマの舞台となっている。

竜の父は産婦人科の開業医で、医者しか職業として認めなかった。竜は小さいころから医者になるものと思いこんで育つ。成蹊小学校、成蹊中学校を卒業し、成蹊高等学校に入学する。中学生の竜はどちらかと言えば虚弱体質であったが、高校で山岳部に入り体力をつける。山好きは高校生のときからである。

高校一年生のとき、自我に目覚め、医学部進学に疑問をいだく。山岳部先輩の三年生岡部牧夫（故人）は芸術家としての才能があふれ輝いて見える。生涯一度も就職をせず物書きと在野研究者の生き方をした岡部先輩の強い影響を受ける。詩や絵、音楽などに興味をもつようになり、文学者や作家に憧れる。「医者になる以外は学費をださない」と怒鳴る父と、激しく衝突もした。

しかし、進路を冷静に考えると「字や絵もへたで、物書きになる才能があるだろうか」と急に自信がなくなる。「医者でも文学者はいる」と言われ、いったん親の言うことを聞いて医学部に入ろうと決意する。

千葉大医学部に入学

昭和三七年三月、竜は成蹊高校を卒業する。山が好きなので数々の名山に囲まれた信州大学への進学を考える。だが、千葉大学は国立大学一期校で先に合格が決まったため、三七年四月、千葉大学医学部へ入学する。平均海抜が約四三mと、もっとも標高が低い千葉と縁ができた瞬間である。ちなみに平均海抜が一番高い県は日本の尾根長野県である。

大学生時代、竜は山岳部生活を満喫する。大学の授業は出席を取らず、試験で合格点を取ればよかった。部活動優先の時代で、授業に出席していると、部活の先輩が「まじめにやらなきゃだめだ」と呼びに来るこ

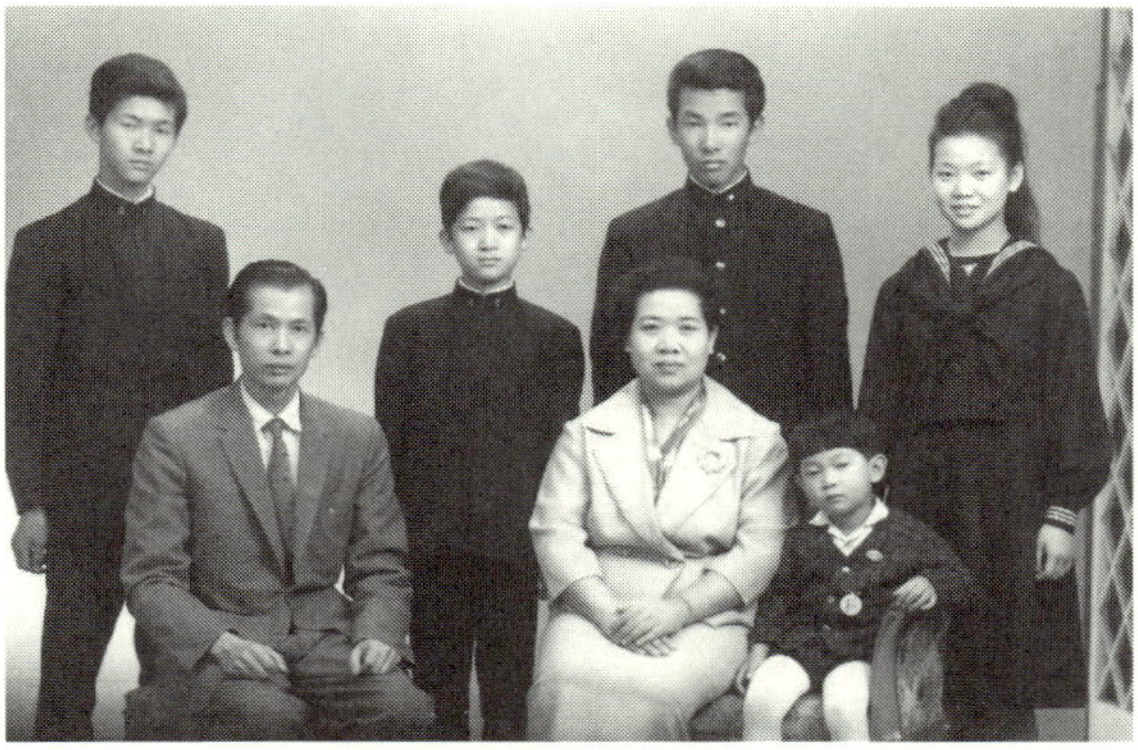

竜崇正（後列右二人目）と家族（千葉大学医学部入学時）
両親兄弟ともすべて医師

ともあった。

　竜は年間一三〇日ほども登山に夢中となった。冬の穂高や剣岳・槍ヶ岳・谷川岳など荒々しい大自然に挑む。命をかけて限界に挑戦する冬山登山を行う。一年生のとき、滑落して一週間松本の病院に入院したこともある。誰も登らないような岩山にぶら下がって登り、不可能と思われた登山を可能にしようと挑戦していた。竜の登山技術は日本のトップクライマーのレベルに達する。

　昭和四三年三月、竜は千葉大学医学部を卒業する。学生運動が激しさをますころである。日米安保闘争や授業料値上げ反対、大学管理法案反対など、学生運動が燎原の火のように拡大する。千葉大学も例外でなく、昭和四四年三月に医学部自治会は教授会と臨床研修医制度反対や医局の民主化などを課題に団体交渉を行った。五月には大学本部がバリケード封鎖され、六月に無給医によるス

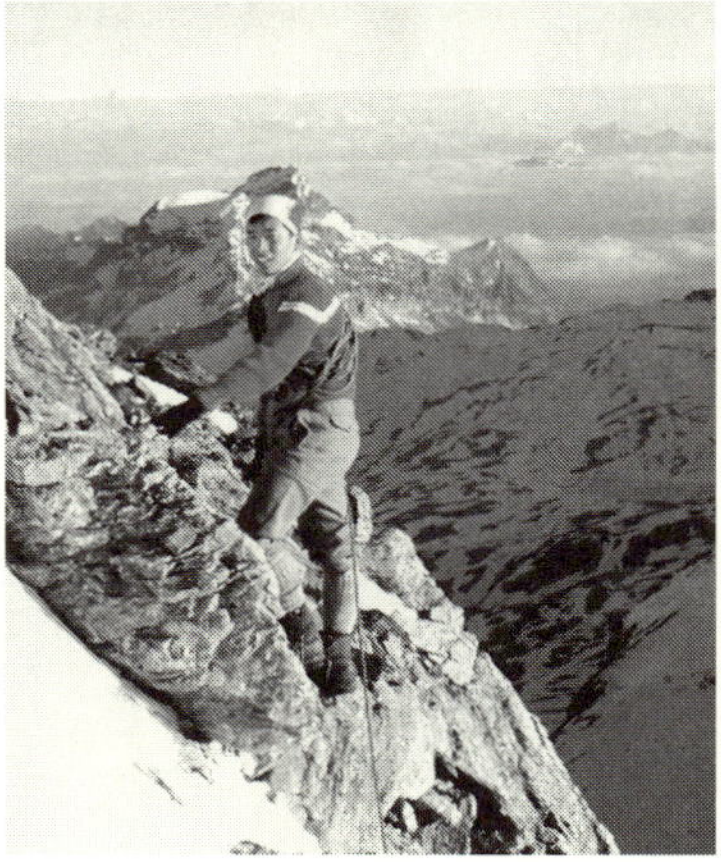
マッターホルン頂上直下　1969年

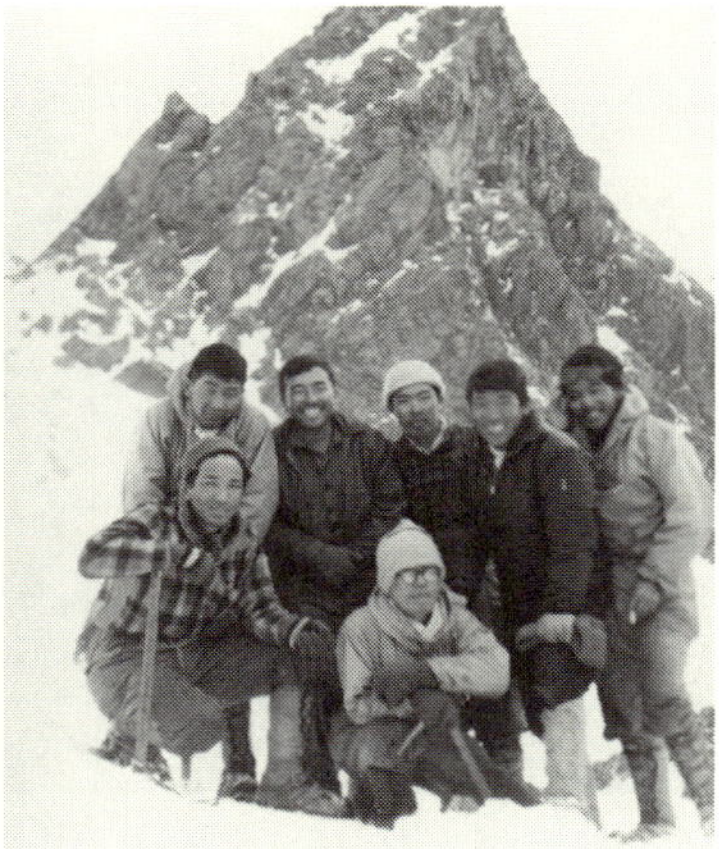
千葉大学医学部 山岳部時代

トライキ、八月には医学部長室が占拠される。授業放棄は四四年一二月中旬まで、半年もつづくほど混乱していた。

大学紛争の間、大学医局の封建的な体質を嫌い、東京都渋谷区代々木にある中央鉄道病院（現JR東京総合病院・四四八床）で竜は研修を積む。千葉大医学部関係者以外の手術をはじめてみる。そこで千葉大関係者の手術はすぐれていると認識する。

昭和四四年六月から九月にかけて、竜はあこがれのヨーロッパアルプスに挑戦する。モンブラン、マッターホルン、エギュートミデイ北壁は東洋人初の登頂となる。アルプスは息を呑むほど雄大で美しい。世界を代表する名山で山登りが上手な人をたくさん目にする。竜は自分の技術の限界を思い知る。日本に戻ったら命をかけるような激しい登山はやめよう、医療に専念しようと自分自身に決着をつける。ただし趣味としての登山は一生涯続くことになる。

千葉大医学部第二外科入局

竜は手術の腕前をみせようと、山岳部の碓井貞仁先輩（東邦大学医学部外科教授）の前で手術を行った。先輩たちと比較しても「手術は俺の方がうまい」と自負する。千葉大の医局で研修しなくても開業できるとまで竜は自信があった。碓井先輩は竜をほめることなく、「成東病院（現さんむ医療センター）の吉永雅俊先生（医療法人三交会名誉理事長）のところに行きなさい」と指導する。

竜は気が進まないまま成東病院に行き吉永先生と会う。吉永先生の手術は別世界に映った。盲腸は一〇分で終わり、胃がんの手術も半分の時間で終わる。中央鉄道病院の誰より圧倒するほどで、スピードは速く出血は少なくみごとな技量である。「田舎の病院にこんな医者がいるんだ」と衝撃を受ける。竜は弟子入りを即断する。

吉永先生の家に泊まり込み、寝食を共にする。竜は医師としてのすべてを徹底的に教えてもらう。手術だけでない。患者との接し方、打ちとけた話し方まで吉永先生を手本とした。吉永先生は白衣を着ないでステテコ姿で、かたわらに一升ビンを置いて診察する。飾らない庶民的な医師であった。竜は閉鎖的だと千葉大学医局を否定していた。しかし、吉永先生と出会い、医局に入局して研鑽を積もうと決意を新たにする。

昭和四六年四月、千葉大学医学部第二外科

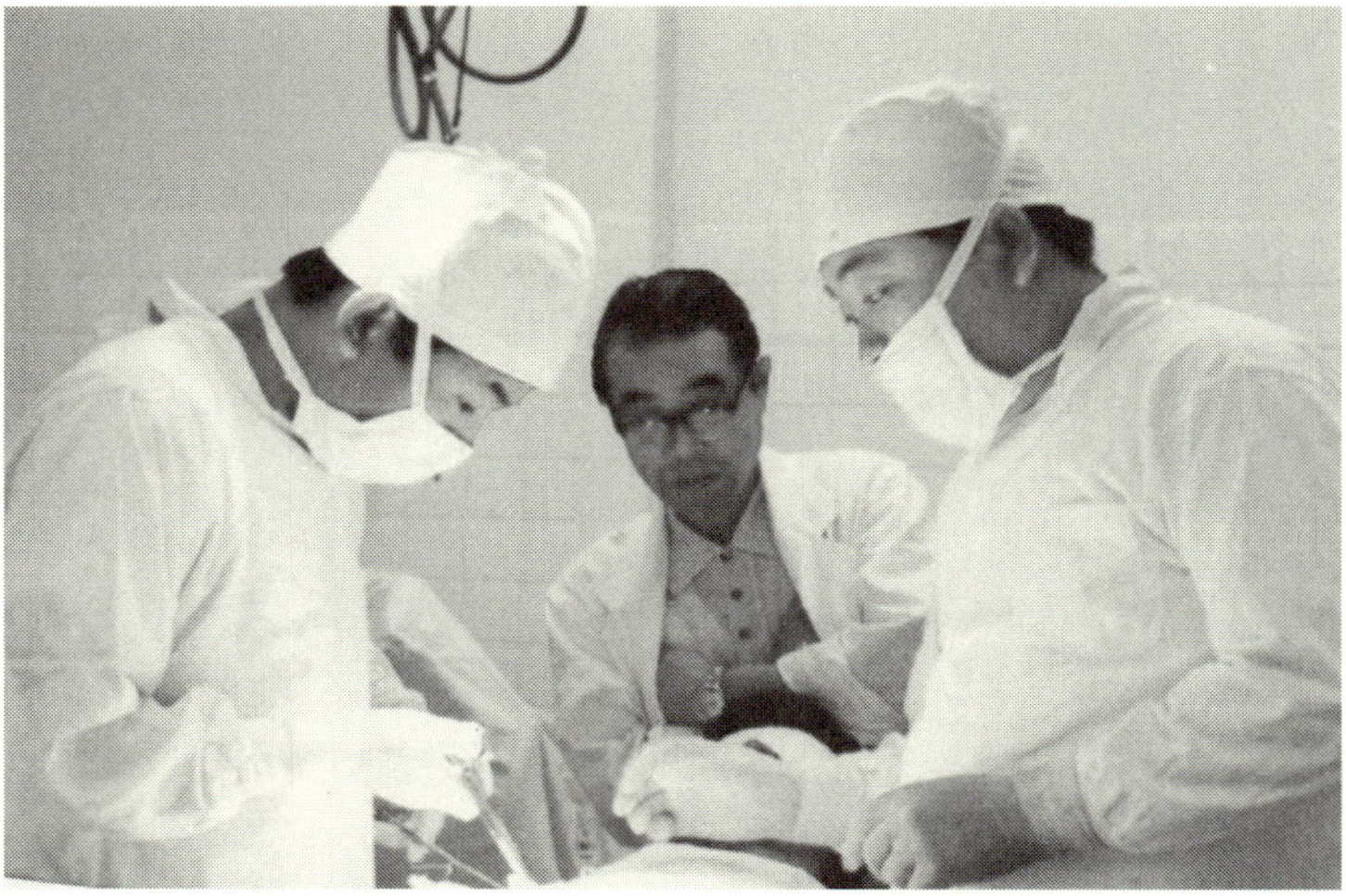

成東病院で吉永雅敏先生(右)、藤代国夫院長(中)に手術指導をうける　1970年

（故佐藤博三代目教授）へ、竜は正式に入局する。昭和二年に創設された第二外科は、日本の食道外科の先駆者となる。二代目教授の中山恒明は世界で初めて食道がんを治る病気にして、食道外科は世界の指導的水準であった。中山は手術の神様のようで、世界中から患者が集まっていた。第二外科四代目教授の磯野可一教授は日本外科学会会長や千葉大学学長の要職を務める。第二外科は平成一三年に先端応用外科と名称を変更する。

竜は消化器外科医でとくに肝臓・胆道・膵臓を専門とする。困難な治りにくいがんで、当時あまりやる人がいない肝臓がんにあえて挑戦する。竜は手術前に徹底した画像診断が行うが、画像診断の研究のためにX線研究室に所属する。

まだ肝臓治療は黎明期であった。竜は医局の大先輩から、「肝硬変の患者のがんを治してなんになる」と、面と向かって言われる。肝硬変は大量飲酒する生活破たん者、または覚せい剤の注射や入れ墨をした暴力団関係者がなる病気との偏見があった時代である。

肝硬変のがんは触っても開けてもわからな

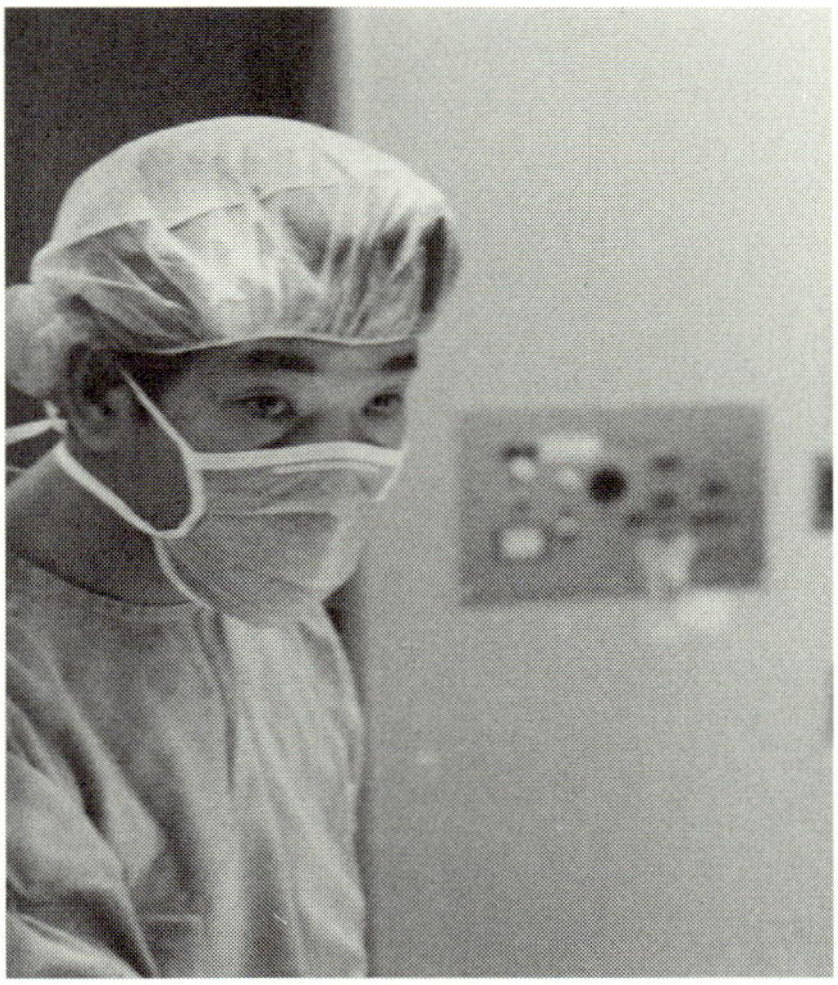

術中エコー下肝切除の研究に没頭する竜

かった。超音波でがんを探し切れるようにした「術中エコーガイド肝切除」を東芝と共同で研究開発した。東芝は竜の執刀姿をポスターに採用した。日本では東京大学と東京女子医大と千葉大学の三グループで行われていた。その後、肝臓外科は術中エコーの応用で発展したともいえる。肝門部胆管がんに対する根治手術を竜は画像診断を中心に研究する。さらに竜は外科医であるが、肝臓は手術できない患者が多いので、肝動脈抗がん剤注入療法の開発に携わっていた。

日本の抗がん剤治療は外科医が中心になって実施していた。内科医による抗がん剤治療は最近のことである。日本臨床腫瘍学会の設立は平成一七年、腫瘍内科医会の設立は平成二一年と遅かった。

がん専門医の研修

千葉大第二外科では成東病院へ転勤の希望がなかった。竜は志願して、昭和四九年四月、国保成東病院の外科医長として赴任する。地域医療のため帝王切開から骨折、開頭まで何でも対応することがあった。緊急のときや専門医がいないときなど、専門でなくても手術を逃げることができない。専門のがんでは切除不能はやらない、がんを取り切ると決意して手術に挑戦していた。がんという悪魔を切除することが医学的に正しいことと、外科医の道をひたすら突き進む。

昭和五三年一〇月、千葉大学医学部の文部教官助手に竜は採用される。まだ肝胆膵《かんたんすい》外科はできたばかりであまり実績がない。第一内科の故奥田邦雄教授は肝がんを発見すると、国立がんセンターに患者を送っていた。奥田教授は消化器内科の有名な研究者で著書も多い。竜は先輩たちを差し置いて、「肝がんの手術は第二外科でできるようになりましたので、国立がんセンターに送らないで、ぼくに手術させてください」と頼み込んだ。それが契機になり、第一内科と第二外科合同の肝がんに関するカンファレンスが、二週間に一度のペースで行われるようになる。このときに竜の診断力も技量も格段に上達する。

ただ助手の竜はなかなか手術を担当できない。そこで、前立ちで手術をコントロールし、患者が出血し様態が悪くなると、先輩に代わって手術を行っていた。千葉大は食道がんには伝統的に強かったが、それ以外では若手が活躍するチャンスがある。肝臓がんは成東病院で経験を積んだ竜がうまかったので、自由にやらせる雰囲気があった。肝臓に関する論文は竜がほとんど書き着実に実力をつけていた。

肝臓がんの七割八割は手術が不可能で、抗がん剤や放射線などの治療となる。必然的に竜は抗がん剤治療にも放射線治療にも強くなり、治らない患者と向き合うことで緩和ケアにも関心をもった。竜は画像診断が得意で、血管撮影の技術導入は日本でも早い方だった。千葉大では第二外科のレントゲン撮影チームしか血管撮影はできなかった。画像診断は肝臓の抗がん剤治療をするのにも必要である。今まで治らなかった患者を治すという、限界への挑戦、未知への挑戦という時代である。挑戦する面白みを知り、治った患者と喜びあっていた。

理想医療への模索と挑戦――●

千葉県がんセンターに赴任

昭和六一年四月、千葉県がんセンター消化器外科主任医長として竜は赴任する。二年先輩の渡辺一男先生（後の千葉県がんセンター長）が肝臓がんの手術をはじめていた。竜の赴任で肝臓がんをたくさん手術できる体制ができる。肝臓・胆道・膵臓のがん患者が紹介されて、千葉県がんセンターへ集まりはじめる。

超音波により肝臓がんの手術レベルは飛躍的に発達するが、人によって個人差が大きい。竜はCT（コンピュータ断層撮影）による立体画像の研究を続けた。体の中を立体的な画像として理解することを求める。

研究熱心な竜は新しい術式の開発を行った。膵臓がん手術では機能を温存した手術、また血管合併切除を並施する肝胆膵手術を考えた。さらに放射線治療の消化器外科領域への応用として、胆管がんに対する胆管腔内照射を初めて行った。

手術は手先の器用さでやるものでない、作戦とシミュレーションだと竜は考える。「自分は不器用だ」と思っていたから、しつこく何度でも練習し最大限の努力を欠かさない。自分の頭だけではだめなので、新しい画像診断を駆使する。新技術を取り入れることはまったく抵抗がない。

なにかうまくできないことがあれば、単純ミスか判断ミスか反省し二度と同じ失敗は繰り返さない。誰よりも手術はうまくなると情熱をもって必死の努力を続ける。

それでも肝臓がんなどは手術できない患者、治らない患者、再発する患者がたくさんいた。死を待つしかない患者をどう満足させるか、どう寿命をまっとうさせたらよいか。それを考えるのも医者の仕事と竜主任医長は悩んだ。治らない患者を見捨てることはできない、一緒に医師も手を携えていこう。死は誰にでも等しくやってくる。一〇〇人の患者がいれば一〇〇通りの生き方と死がある。患者の命と向き合い、人生をまっとうさせようと試みる。

病院として患者と心の交流をしようと、竜は「ふれあい広場」の創設を考える。お盆時期には夏祭り、年末にはクリスマス会を計画する。

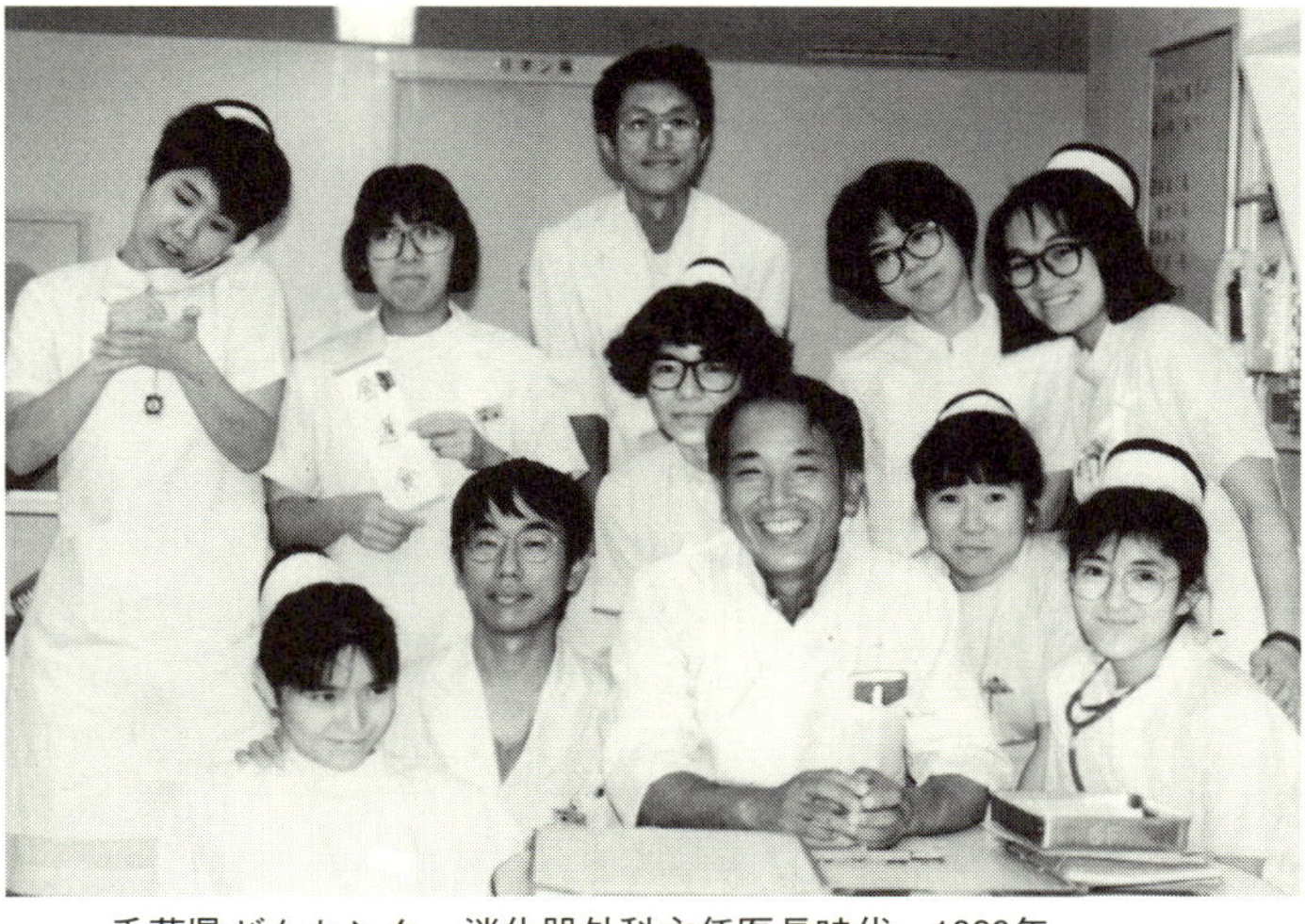

千葉県がんセンター消化器外科主任医長時代　1989年

だが、「もうすぐ死ぬ人がいっぱいいるところで騒ぐとは何ごとか」と、今では考えられない反対意見や反対の投書もある。新規に始めるときや改革をするときは必ず反対や苦情がある。竜は反対の意見を真剣に受け止めるが、自分の方が正しいと思えばほとんど採用しない。患者との交流は必要と、竜は反対の声を押し切った。

展示コーナーにパネルやノートを置いて、患者が意見や感想を書けるようにする。それを読んだ患者がまたノートに心の思いや悩みをつづる。ささやかではあったが、病院と患者の心の交流をはじめる。外科医は切ればよい、切ったら終わりだとは考えなかった。

後に支えあう会「α（アルファ）」を主宰する土橋《つちはし》律子《のりこ》さんが千葉県がんセンターに入院する。千葉大学附属病院の看護師であり、医療知識のあるがん患者である。子宮体がん、卵巣がん、大腸がんで土橋さんは闘病生活を送る。そして看護する側とされる側の違いに驚き、院内で患者同士の交流をはじめる。医療のあり方に疑問をもつ土橋さんを、「病院の和を乱す患者」とがんセンターは考えた。がんセンターでは土橋さんを無視し遠ざけるようになった。食べられなくなった土橋さんを、「俺に任せろ」と腸の手術をした医師が竜である。

この時点では竜は患者と個人的な付き合いは重すぎた。しかし、病院としては患者との交流が必要だと、「ふれあい広場」を提案した。平成二年一二月、ボランティア活動として、ふれあい広場が結成される。

国立がんセンター東病院手術部長

平成四年七月、国立がんセンター（現国立がん研究センター）は千葉県柏市に東病院を開院させた。国立がんセンターはがん征圧の中心病院で、がんの診療・調査・研究を行う。東病院を開設するに当たり、院内ナンバー3の手術部長の要職に竜を指名する。がん専門医として、竜手術部長の活躍がはじまる。国立がんセンター東病院は四二五床で、日本初の緩和ケア病棟と日本初の陽子線治療施設を保有する。

どうやったらたくさん手術できるか、どうやって手術するかを考えるのが、竜手術部長の主な仕事である。また竜手術部長の執刀となれば、手術は注目され医師が見学に集まる。人に見られるプレッシャーもあり、いっそう下手なことはできない。毎回事前に真剣なシミュレーションをして、さらに切磋琢磨する。

それだけで竜部長の仕事は終わらない。世界で初めて、全国から肝臓がん約三〇〇〇症例をピックアップして、肝細胞がんに対する肝切除と、肝動脈塞栓《そくせん》療法と、エタノール注入法を比較検討する。肝臓がんに対し手術、抗がん剤、エタノール注入とどれが適切か比較した。たとえば肝機能がよくて、がんが三㎝三個以内であれば手術がよい、また大きいがんでも手術がよいことを証明する。症例と治療法を解析し、英語で論文にまとめ世界に発表する。肝臓がんの治療法選択の基礎を確立する。

竜部長の特筆する功績として、患者にやさしい新しい術式の開発がある。膵臓と十二指腸は同時に切除していたが、膵臓を温存し十二指腸のみを切除する術式を開発する。不必要な膵臓切除を避け、安全な術式として確立する。だが、先駆的な手術法の定着は困難なことが多い。保険適用にならないうえ、手術は臨床研究が困難である。また執刀医の技量や考え方の違いが大きかった。保険請求に合わせた手術がよいか、治すための手術がよいかは噛み合わない議論になりやすい。

手術部長なので基本的には画像診断をやらなかった。だが先進的なＩＴを活用して画像診断からみた新しい臨床解剖の研究に取りくんでいる。立体画像診断からの肝解剖の研究や、膵管の中に造影剤を入れＣＴで撮影した解剖の解析を進めた。

困難な手術への挑戦と手術法の研究開発を考えるとき、母校である千葉大学医学部の教授職が最適と、竜手術部長は進路を考えていた。肝胆膵外科医としては実績も名前も一流であり、学会発表や学術論文の成果も申し分なかった。

しかし千葉大では移植外科を新設し重きをおいた。竜手術部長は千葉大学医学部教授の線が消えたと、教授選に立候補しなかった。私立大学の教授の話もあったのだが、首を縦に振らなかった。このまま国立がんセンターに残る選択肢もある。

迷っているうちに千葉県立佐原病院の話が持ち込まれる。千葉県立病院のトップである千葉県がんセンターを変え、千葉県の医療を変えるには竜の力が必要と考える人がいた。国立病院から県立病院のトップへの天下りには強い抵抗がある。佐原病院で成果を上げたのち、千葉県がんセンターへの移動を期待されての人事である。国から県への降格人事ともとれたが、竜手術部長は佐原病院への移動を承諾する。

千葉県立佐原病院に赴任

千葉県立佐原病院は坂東太郎・利根川の近くで香取市(旧佐原市)に立地する。平成一八年三月に、佐原市・山田町・小見川町・栗源町の一市三町が合併して香取市が誕生する。佐原は正確な日本地図を作製した伊能忠敬が有名である。古い市街地は江戸の雰囲気を現代に伝える。風光明媚な水郷地域に位置する、過疎地の中核病院である。

昭和三〇年一〇月、佐原病院は内科・外科・産婦人科、一般病床四五床、伝染病床二二床、合計六七床で開設される。その後何度も病床を増やし、現在二四一床である。

平成一一年四月、佐原病院医療局長に竜は赴任する。

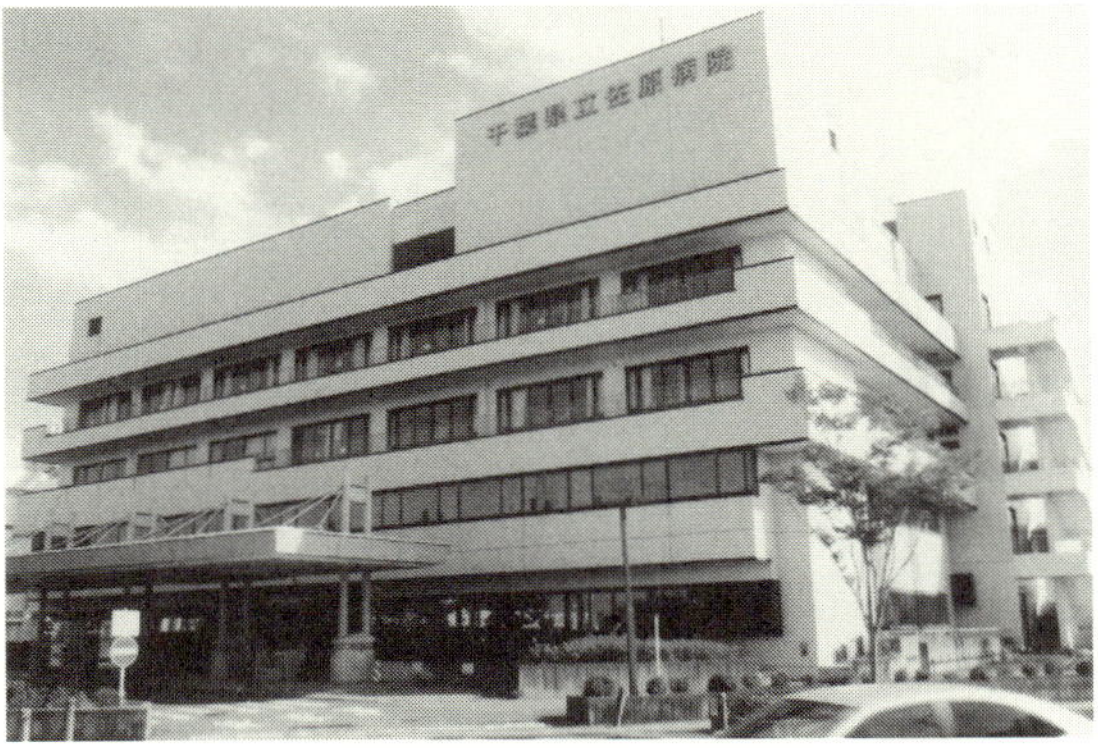

千葉県立佐原病院　2015年

国立がんセンターから大物医師が転勤となる。大物人事だけに「変なやつが佐原病院をかき回すらしい」と、職員は警戒心が強かった。医療局長は診療部・看護部・薬剤部を統括するポストで、格としては院長に次ぐナンバー2である。土屋院長は一年後定年退職する予定で、次年度の院長職は竜の就任が期待される。一八診療科、常勤医師二六名、看護師一四六名の陣容であった。

佐原病院は、平成九年度に五億八四三二万円の赤字、一〇年度に八億六七一二万円の大赤字であった。千葉県でもお荷物的な病院となっていた。「死んでもよければ佐原病院、治りたければ旭中央病院」との悪口も当時はあったほどである。

竜は地域医療を支える佐原病院の立て直しを求められる。地域の中核病院は患者を選べない。あらゆる患者を受け入れて治療し、不可能な患者は適切な一流病院へ送る。それを合理的に行うのが地域中核病院の役割と考える。

救急患者の受け入れ

佐原病院は、二度救急患者を断り、「またしてもたらい回しか」とマスコミにたたかれていた。院長は千葉県庁に行き、説明と謝罪を行った。佐原病院では救急患者の受け入れ要請があると、看護師は医師の許可を得てから要請にこたえる。それを竜は、「救急患者は医師に問い合わせることなく受け入れる。最前線の病院なんだから、いったん診てから手に負えなければ他の施設に送りなさい」と明確な指示を行う。緊急時に看護師は医師の許可を得ることがストレスであり、時間も必要としていた。

救急件数は、平成一〇年度に七九八六件であった。それが一一年度に八四四九件、一二年度九二四九件、一三年度九一六三件、一四年度一万二九四件、一五年度一万八五五件と増加していく。

竜は「救急患者は一人も断ることなく、病院の総力をあげて直ちに診る」という方針をたてる。「救急の現場は、病院の実力、医師の実力、看護師の実力が試される第一線の戦場」という。

救急医療は職員一同の切磋琢磨が必要で、能力の限界を超えて成長するため、月に一回救急症例検討会を開催する。平成一一年度から年に一回、救急症例検討会誌を発行して、重要な症例を記録し研鑽にはげむ。経験した救急症例を共有し、質の高い医療を提供するためである。

病院内の連絡網を確保し、医師がどこにいるか捜している現状を打開するため、竜はPHSがどうしても欲しかった。とくに竜は病院中を動き回る。気さくに患者の話を聞き、熱心に現場の話を聞いてまわる。看護師や検査技師だけでなく、出張時には公用車の運転手からも地域の様子を聞いている。それだけに竜は神出鬼没で病院内のどこにいるかわからない。外からの電話も多いのだが、電話交換手は全館放送以外に竜を捜せず、「不在です」と電話を竜につなげなかった。

竜は事務局に、「PHSが絶対に必要だ」と導入を訴える。PHSを導入するにも予算がない。「竜先生が欲しいというなら」と、事務局は業者に激しく値引き交渉を重ねる。その結果、医師と婦長のみに限定することで、PHSの導入を可能にする。平成一一年の九月にはPHSが導入され、院内の連絡体制はスムーズになり格段に良くなる。

カルテの配布型開示

平成一二年四月、千葉県立佐原病院に就任して一年、竜は院長となる。院長として診療だけでなく経営にも責任をもつ立場となる。はじめて地域医療に全責任を負うことになる。竜院長は佐原病院の基本理念を「心暖かで質の高い医療の提供　患者情報は患者のもの、そのための情報開示」と定める。カルテを含む患者情報の開示を大きく推進させる。

医療界全体がカルテの開示問題で激論を交わしていた時代である。しかし、竜院長は「患者情報は患者のもの、カルテは患者本人に全面開示すべき」との持論であった。隠した方がよいことは一つもない。医療者の必死な努力は理解されず、患者の不信感につながってしまう。患者情報は究極の個人情報であり、医療は本来的に密室性を内包する。医療のもつ密室性を打破し患者中心主義を、配布型カルテ開示で実践する。

院長に就任した四月から、週一回の院長回診の際に患者の枕もとにカルテと看護記録を配布して自由に見られるようにする。自由な閲覧は衝撃的出来事であった。最初に竜院長が回診する一病棟四〇床の患者の開示を始める。竜院長の回診のためにカルテが必要と誤解され、竜の基本姿勢が職員や患者に十分に理解されなかった。

さらに平成一二年一二月から、毎週火曜日の午後一時から三時の間、全病棟すべての患者の枕もとにカルテと看護記録の配布を実施する。患者から請求されてカルテの開示をするのではない。

すべての診療情報を入院中から積極的に提供するものだ。日本の医療に欠けていた「患者情報は患者のもの」とする理念を実現させる、画期的なカルテ開示である。

日本医師会は平成一二年から患者の請求に応じてカルテ開示を実施することにしたばかりである。厚生労働省がカルテ開示のガイドライン「診療情報の提供等に関する指針」を制定するのは、平成一五年九月のことである。国に先がけて竜院長は患者への情報提供を徹底的に行う。カルテは患者のものだとの意識を職員に認識させる。患者参加型の医療への転換と、佐原病院は何も隠し事はしないとの姿勢を明白に示すものだった。

医師が独自に治療法を決めて患者に押しつけることはできない。「十分に知らせた上での同意」を行うインフォームドコンセントの時代である。インフォームドコンセントは医師の責任逃れの免罪符ではない。患者に真実を伝え、治療の自主決定を患者が正しく行うためにある。密室の中で勝手に治療しているという世間の誤解を取り除くには、積極的な情報開示が必要と考える。

しかし、入院中から全患者にカルテを配布することは反対も強かった。「なにか問題が起きないか」「患者のプライバシーは守れるか」などである。ただ「すべての条件が整うのを待っていたら実施できない」これ以上問答無用と、竜院長は磯部満子看護部長とのリーダーシップで実施に踏み切る。改善の試みには抗議や苦情がつきものである。竜院長は苦情には熱心に耳を傾けるものの、実際には採用しない。

佐原病院は九九%のがん患者に告知をしていたが、非告知のがん患者にはカルテから説明文書をはずし、「開示に至ってない文書」として病院が保管したうえでカルテを開示した。

カルテ開示の成果

カルテ（超音波・CT・血管造影などの画像も添付）を配布されても、当初は戸惑いや遠慮が患者にある。だんだんに慣れメモを取って、「なんて書いてあるんですか」と質問もでるようになる。病状を知りたいと積極的になっていく。自由に質問できる雰囲気となり、病状の理解が進んだ。カルテや患者情報は自分のものという意識が芽生え、きちんと診てもらっていると安心感や信頼感がうまれる。事実、患者とのトラブルは減少する。

カルテ開示により医療者も変化があった。患者に見られることが前提のため、医師はカルテをきちんと記載するようになる。看護記録は観察したままを客観的に書くようになる。患者の質問に答えるため、看護師はカルテや患者情報をみるようになる。「患者情報は患者のもの」という考えにもとづく大胆な情報開示である。医療者は患者のために働き患者参加型医療の実践となる。経費をかけずに業務改善を進める。改

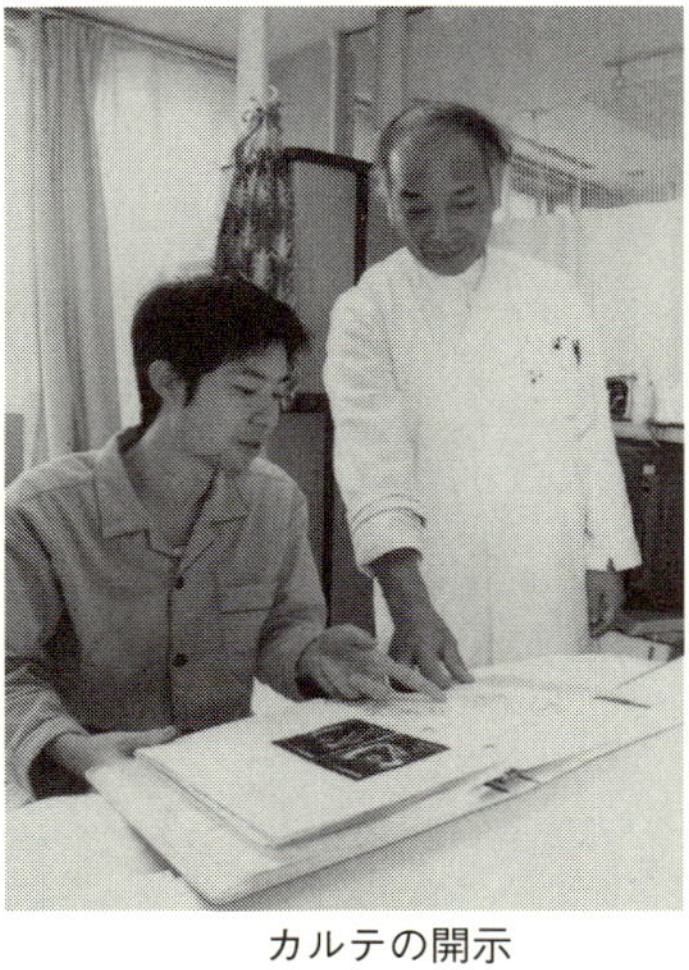

カルテの開示

革の第一歩は大成功である。

竜院長の予想を上回る反響がある。医療業界誌「ばんぶう」や読売新聞など、普段辛口のマスコミが好意的に、佐原病院の積極的な情報開示を大きく取り上げる。カルテ全面開示を、「納得の医療」「患者参加型医療」と専門誌やマスコミは絶賛した。「患者情報は患者のもの」と言いきる佐原病院の姿勢を高く評価する。マスコミに評価注目されたことがなかった佐原病院の職員は認識を一新させ、自信をもちはじめる。

平成一四年四月からはさらに情報開示を徹底し、退院時に医師の入院サマリー（診療記録）と看護サマリーを患者に自動的に配布する。病院保存用の診療記録をそのまま患者に配布する。患者情報の徹底した公開はいっそう職員の意識改革を進める。

ＭＲＩの導入

正確な画像診断をして、高度医療・地域医療を進めるにはどうしてもＭＲＩ（磁気共鳴断層診断装置）が必要である。平成一〇年度にはＭＲＩがないため、八〇九件の検査を外部に依頼した。生命の危険のある救急患者や、より高度な診断をするためにどうしても必要である。赴任に当たり、竜は設立母体の千葉県に「中核病院はＭＲＩが必要なので、どうしても購入してほしい。ＭＲＩなしでは、武器を持たずに竹やりで戦うのと一緒だ」と交渉していた。千葉県から、「赤字病院なので、病床利用率が八〇％超えたら買いましょう」と約束を取り付けていた。ＭＲＩ導入は竜の赴任時の交換条件である。

平成一〇年度佐原病院の損益は八億六七一二万円の大赤字で、千葉県の言うこともっともである。一〇年度の病床利用率は七五・一%、頑張れば可能な数字である。竜には自信があった。

さっそく平成一一年九月の病床利用率が八三・三%、一〇月八三%、一一月八七・三%と三カ月連続で八〇%を超えた。一一年度の年間平均でも八二・三%となるが、八〇%を超えた時点で竜は千葉県にMRIを導入するよう強硬に要望する。すでに翌一二年度の予算はほぼ確定していた。予算の復活折衝は千葉県知事査定のみが残されている。知事に予算を説明するのは千葉県総務部長である。佐原病院の事務長を何度も何度も県庁へ出張させ、総務部長に佐原病院のMRIを最優先するよう説得させた。

平成一二年一月、MRIの三億五〇〇〇万円が一二年度予算に内定する。内示がでるとさっそく一二年二月から、メーカー五社の説明会を開催する。三月には、病院長・各診療科部長・放射線科長が出席して、MRIの機種選定委員会を開く。納入実績と画像に定評のあるアメリカのGE社を選定した。価格は高額となるが、一・五ステラの最高級機種を選定する。予算に関係のない業務をすべて終了させて新年度を待つ。

平成一二年四月、竜院長の目下の急務はMRIの導入である。建築工事・電気工事・空調工事などがあり、通常一年ないし二年が必要といわれる。なんと佐原病院では七カ月間で導入し、一二年一一月一日に稼働した。職員と一丸となり、猛烈なスピード感をもって仕事に臨む。

全診療科にとって念願の最新医療機器である。ＭＲＩ導入により佐原病院の雰囲気は盛り上がり、活気もでてくる。とくに脳神経外科や整形外科などでは、ＭＲＩなしには日常の診療が行えないほど浸透する。医療レベルは確実に向上し、全職員のやる気を引きだした。

ＭＲＩ導入の入札で浮いた予算は千葉県に返すのが普通である。だが、竜院長は予算を返すつもりはない。ＭＲＩの画像診断室を広げ使い勝手よく整備する。院内ＬＡＮの整備も行った。ＭＲＩの附属品の扱いにして、画像診断システムのソフトと、病理診断のための電子顕微鏡を購入する。医療の質を大幅に改善する。手術前に立体画像によるシミュレーションが詳細に実施できるようになる。竜院長の目標は体内臓器の立体画像にあり、模擬手術をリアルな立体画像でシミュレーションできるようになる。最高かつ動きのわかる立体画像で診断できるようになる。後述するとおり、大学附属病院でもできない困難な手術を可能にして、新しい肝臓解剖学を提唱することにつながる。

医療情報のシステム化

オーダリングシステムの検討

佐原病院の医療レベル・看護レベルを向上させ、佐原病院を飛躍的に変えるにはオーダリングシステム（電子カルテ）を導入するしかないと竜院長は考えた。患者にかかわるすべての部署をコンピュータでつなげ、医療の安全性と透明性を確保する。業務を改善し、結果的に患者を多く診察できて、経営改善につながる。建物は同じ、職員が同じでも、オーダリングを導入することで、佐原病院に最先端の医療が整備できる。そして職員の意識改革と業務改善が実践できる。

オーダリングシステムの導入とは、外来部門は、投薬・注射・各種検査・診療予約・医事会計など、入院部門は、さらに看護支援・患者管理・給食・栄養管理などをすべてコンピュータ化するものだ。病院総合医療情報システムを目標にする。

竜院長はオーダリング大手のＮＴＴデータ、ＮＥＣ、富士通を呼んだ。オーダリングシステムの導入には八億円から一〇億円必要と主張される。大金すぎて経営改善にならないと判断する。佐原病院は医事会計システムをＮＴＴデータに委託し、年間約五〇〇〇万円を要していた。五年間で二億五〇〇〇万円になるから、二億五〇〇〇万円から三億円の予算ならなんとかなるだろうと目算をたてた。しかし、オーダリング大手はどこからも、「そんなお金ではできません」と断られ、三億円以下の予算でできるという会社はない。

そこで竜院長はＭＲＩを導入した横河電機に「ＭＲＩの予約システムと検査システムと診療を組み合わせ、なんとか電子カルテができないか」と問い合わせた。横河電機はＮＥＣや富士通の牙城を崩したいと思ったのか、「ソフトウェア・サービスと組んで、予算内で可能です」と前向きな回答をよこした。ただし「㈱ソフトウェア・サービス」は今でこそ業界二位にシェアを伸ばしているが、当時は名前も聞いたことがなかった。

竜院長はオーダリングを導入した病院を全国一〇カ所も見学に行って、自分の目と足で確かめる。病院長自ら電子カルテの視察に歩き回ることは少ないだろう。大阪釜ケ崎のソフトウェア・サービスのシステムを導入した病院では、合理的でつながりが速く便利に利用していた。豊中市のNECを入れた病院で、「先生、次に電子カルテを導入する時もNECを使いますか」と竜院長は質問した。「できたら今度はソフトウェア・サービスとやってみたい」と答えが返ってきた。竜院長の気持ちは「ソフトウェア・サービス」のシステムで決まる。

導入を本格的に検討していると、NTTデータとNECが、ともに「三億円でやらせてください」とやってきた。NECは「千葉県の循環器病センターをやっていますので、それと組み合わせたらいいものができます」と売り込んできた。ブランドメーカーと組むか、名前の知られていない会社と組むか、竜院長の気持ちはゆれた。清水の舞台から飛び降りるような気持ちで、新進の「ソフトウェア・サービス」を決断する。

ところが医事課長は、「電子カルテは反対です。今までの医事会計（NTTデータ）でいいでしょう」と、オーダリング導入に反対する。変化を嫌う役人の性なのだろう。既存の会計システムに慣れた職員も新しいシステムに反対である。しかし、竜院長は病院を変え職員の意識改革をするにはオーダリング導入しかないと毅然と進める。

千葉県病院課長にオーダリングの導入のため、五年間で三億円の予算確保を交渉する。「オーダリングで佐原病院の経営改善はできますか。確約できますか」と念を押される。「経営改善は絶対できます」と説得する。「改善できなかったらどうしますか」、再度問われる。竜院長は「できなかったら辞めます。これしか方法がない」とまで言いきった。

千葉県としては、竜院長の覚悟と情熱に負けたのか。病床利用率も好調なので佐原病院もよくなるだろう、多少の応援はしてもよいと判断したようだ。千葉県はオーダリング導入を認める。

オーダリングの導入

佐原病院の医療の透明性と安全性を確保し、医療レベルを向上させる。そのため、オーダリングの導入（ＩＴ化）以外方法がない、できなければ責任を取り辞めると、竜院長は不退転の覚悟で推進する。

竜院長は導入の基本理念を、「従来の古い診療形態にオーダリングソフトを合わせるのでなく、ソフトのパッケージに合わせて診療形態を変える」とした。パッケージに合わせたほうが合理的だし、安価にできる。実際には変更点も多くあったが、現状の業務に合わせてすべて要求すると使いづらいシステムになったであろう。

導入するために重要となる実戦部隊、オーダリング準備委員会の委員長を、竜院長は役職で選ばなかった。脳神経外科のナンバー2景山雄介（現千葉メデイカルセンター院長）を委員長に抜擢する。人の話をよく聞いて、人がらは最高で人望もある。手術はうまく、協調性もある。景山委員長が最適と竜院長は判断する。適材適所のポストが成功への道である。

平成一二年一一月二日、一回目のオーダリング準備委員会を開催した。既存の医事会計システムの更新が平成一三年四月にせまっている。スピード感をもって仕事をするのが竜院長の特徴である。しかし、わずか五カ月の準備期間で、オーダリングシステムを導入することはあまりに厳しい。景山委員長は週一回の定例会と連日の打ちあわせを行う。マスターの作成が一番大変で、各部門の担当者は、連日夜遅くまでの作業となる。

平成一三年一月から、オーダリングの操作講習がはじまる。三月からは外来部門のオーダリングリハーサルを行った。日常業務終了後、全部門の職員が参加して、模擬患者を用いて外来受付から会計までの外来診療業務のシミュレーションを行う。

平成一三年四月二日月曜日、ついにオーダリングシステムによる外来診療がスタートする。病棟でのオーダリングも段階的に進み、五月二五日に入院注射オーダがスタートし、予定通りすべてが導入された。

一三年四月、佐原病院は生まれ変わる。一六〇台近くのコンピュータが整備され、患者の体温や脈拍などを書いた温度板が消え、回診もモニタ画面を見ながら行う。オーダもノートパソコンに入力する。医師の悪筆により看護師が悩まされることもなくなる。当初、多少の混乱やＩＤ番号を忘れるなどのミスはあったが、大きなトラブルもなく、オーダリング導入は成功した。

目標に向かうとき、竜院長の指導は厳格となり、過激で怖い存在となる。手書きのカルテを見つけたとき、医師の目の前で「手書きはだめだ」と破り捨ててしまう。竜院長は本気で怒り、ほめるときは本気でほめる。本気で取り組む姿勢が周りの人を動かし、自分自身を向上させる。

医師は基本的にパソコンが使える。だが、看護師は触れたこともない人が多い。事務方では「年配の看護師がついていけるのか」と心配していた。平均年齢が四〇歳を超えている看護師たちにパソコンを慣れてもらうことからはじまる。まじめでやる気のある看護師たちは必ず結果を出してくれると竜院長は信じる。一方で、「キーボード以外の入力を認めない、パソコンを使えないと働けなくなる」と、竜院長は噂を流した。例外は認めない、手書きでは記録も指示もできない、パソコンなしに仕事はできなくなると発信する。看護師の退路を断って、パソコンへの挑戦に誘導する。

看護師たちはやるしかないと、背水の陣でパソコンに挑んだ。基本的な操作を練習し、パソコン教室に通うなど、看護師は必死になり入力操作を覚える。繰り返し勉強会を開きオーダリングを理解し、準備段階から積極的にかかわる。その結果、一人の落後者をださず、患者のため医療レベル向上のためと全員がパソコンを使いこなす。やってみたら意外と簡単で、便利さを実感する。オーダリングなしの看護業務は考えられないまでになる。

医師の判読困難な悪筆から解放されたうえ、医師の治療が標準化されてわかりやすくなる。看護師は竜院長の支持者となる。医師を捜して機嫌をとりながら指示書（治療の指示）をもらうことがなくなる。カルテや画像データは論文の執筆などで持ちだされることが多い。カルテ探しもたいへんだったが、そんな雑用もなくなった。

オーダリングの成果

竜院長はオーダリング導入の目的は次の三点という。「①医師の業務を軽減、②医療の透明性を高める、③医療の安全性を確保する」である。全職員がオーダリングの担い手であり、全職員を働きやすくする。

何ごとにも例外を設けないで取りくみ、医師の負担をなくすべくシステムの構築をする。医師個人の独特の治療法を認めなかった。治療法を標準化することで、医療の透明性と安全性を向上させる。徹底したＩＴ化を推進し、カルテの記載に医師の独自性を認めないことを貫いた。「独自性をだしたいなら手術で発揮しなさい。その方が楽でしょう」と、竜院長は厳命する。

病院内を光ファイバーで結び、院内ＬＡＮを構築した。同じ端末でオーダリング、各種検査画像、検査結果、患者情報を参照できる。パソコンを患者や看護師と見ながら診療を行える。必要なら検査結果や診療内容を印刷して患者に渡すことができる。どの端末からもすべての医療行為が参照でき、日本でもっとも進んだシステムが構築できたと自信がもてた。佐原病院の医療レベルは確実に向上したと、竜院長は感無量である。

医師の負担も軽くなる。治療法が定形的に決めてあり、キーボードをポンと押すだけで標準的な治療の指示が終わる。医師の業務を軽減して、医師はあいた時間を治療や患者への説明に専念できる。医師は指示書の内容をカルテに同じように記録することが医療法上決まっている。これは大変な手間で、医師はこの業務からも解放された。

職員の意識改革は進んだ。とくに看護師の意識改革は目をみはるものがあった。全職員がコンピュータを扱うことで、確実にステップアップした。業務が改善すれば経営改善も進む。「自分の病院はいい病院なんだ」と職員が意識改革すれば、病院の経営改善はさらに進むというのが竜院長の持論である。

佐原病院のオーダリングなどの取り組みは、専門誌『月刊新医療』の平成一三年一二月号で、「ITで情報公開、患者参加型の医療を推進」と題して紹介される。竜院長へ「診療の現況と医療情報システムの方向性」のインタビューと、各部門のスタッフへシステムの現況を取材した記事である。専門誌が佐原病院の医療レベルや姿勢を大きく評価したことは、さらに全職員の士気を高め、自信を与える。

千葉県統一電子カルテへ

佐原病院はオーダリングシステムを導入し、医療レベルの向上と業務改善に成功する。竜院長はすべての千葉県立病院が一体となり、より良い医療を提供すべきと考える。千葉県立病院は佐原病院の他、がんセンター・救急医療センター・循環器病センター・こども病院・精神科医療センター・東金病院（平成二六年三月末に閉院）の七病院がある。千葉県立七病院を光ファイバーで結び統一の電子カルテを導入したい。佐原病院で行われているオーダリングシステムを県立病院全体で実施したい。電子カルテ・文献検索・財務会計・テレビ会議・医師臨床研修などを、インターネットで開始する目的である。

　そこで「千葉県立病院群ＩＴ化推進委員会」が千葉県病院局内に設置される。竜院長はＩＴ化推進委員長となる。病院が連携して、どこにいても等しく良質な医療を受けられるようにするためだ。竜院長は県立病院だけでなく、将来的には千葉県内のすべての病院や開業医も含め、統一した電子カルテを導入すべきとの希望をもっていた。

　キーボードを操作するだけで、どこの病院でもどこの開業医でも、目の前の患者の病状や診療記録を閲覧でき、良質な医療を受けられる。病院の縄張り意識を打破して、患者情報を患者のために利用できる。

　しかし、千葉県立病院群のＩＴ化は進まなかった。佐原病院の竜院長がいくらＩＴ化の重要性を訴えても、他の県立病院の足並みが揃うことはなかった。結局前例がないと退けられる。

　成功すれば千葉から日本の医療を変えるほどの衝撃となるが、最終的に竜院長の推進する千葉県下統一ＩＴ化は中断した。

医療スタッフと共に歩む——•

『看護学雑誌』に連載

竜院長は看護部署ごとにヒアリングを行う。「患者中心の医療構築、患者の病状に応じた適切な医療が行えるよう業務の見直しを行う」と指示する。看護師向けのカンファレンスは繰り返し行う。オーダリング導入や業務改善に一丸となって取り組む看護師は竜院長の自慢の一つである。看護師と協同することが改革成功の条件である。

竜院長は看護師の地道な努力をきちんと評価して、看護師に自分たちはすばらしいと自信をつけさせたかった。看護を見つめ直し、看護のレベルアップを意図して、医学書院の編集者を呼んだ。

竜院長は医学書院の編集者に、「佐原病院の看護師による新たな取り組みを『看護学雑誌』で特集できないか」と相談する。「現場のナースによる執筆はめずらしい。それは面白いと、編集者は快諾する。

平成一二年四月から一年間毎月、専門誌の『看護学雑誌』に、「日常看護のブラッシュアップ患者中心の看護を目指して」と題して、連載が決まる。論文も原稿も書き慣れていない看護師が文章をまとめるのはたいへんな苦労である。患者中心の医療に変革するため、看護の姿勢を見直すことからはじめる。何度も書き直して、患者や看護師の疑問に答える問答形式で原稿を執筆する。

看護学雑誌の連載が発表されるたび、「当院の看護師さんたちはすばらしいね」「看護レベルが高いよ」と、竜院長は満面の笑みで看護師をほめあげる。竜院長の本心から出た言葉は、さらに看護師を励まし、やる気にさせる。ほめ上手でいつの間にかその気にさせてしまう。ほめることにより看護業務は着実に改善していく。

日ごろの看護を振り返ることができ、患者サービスの向上につながる。全国版の専門誌に掲載された反響は大きい。苦労に倍する喜びと自信を看護師に与える。「うちの嫁は偉い」と言われ、家庭での地位も上がったという。

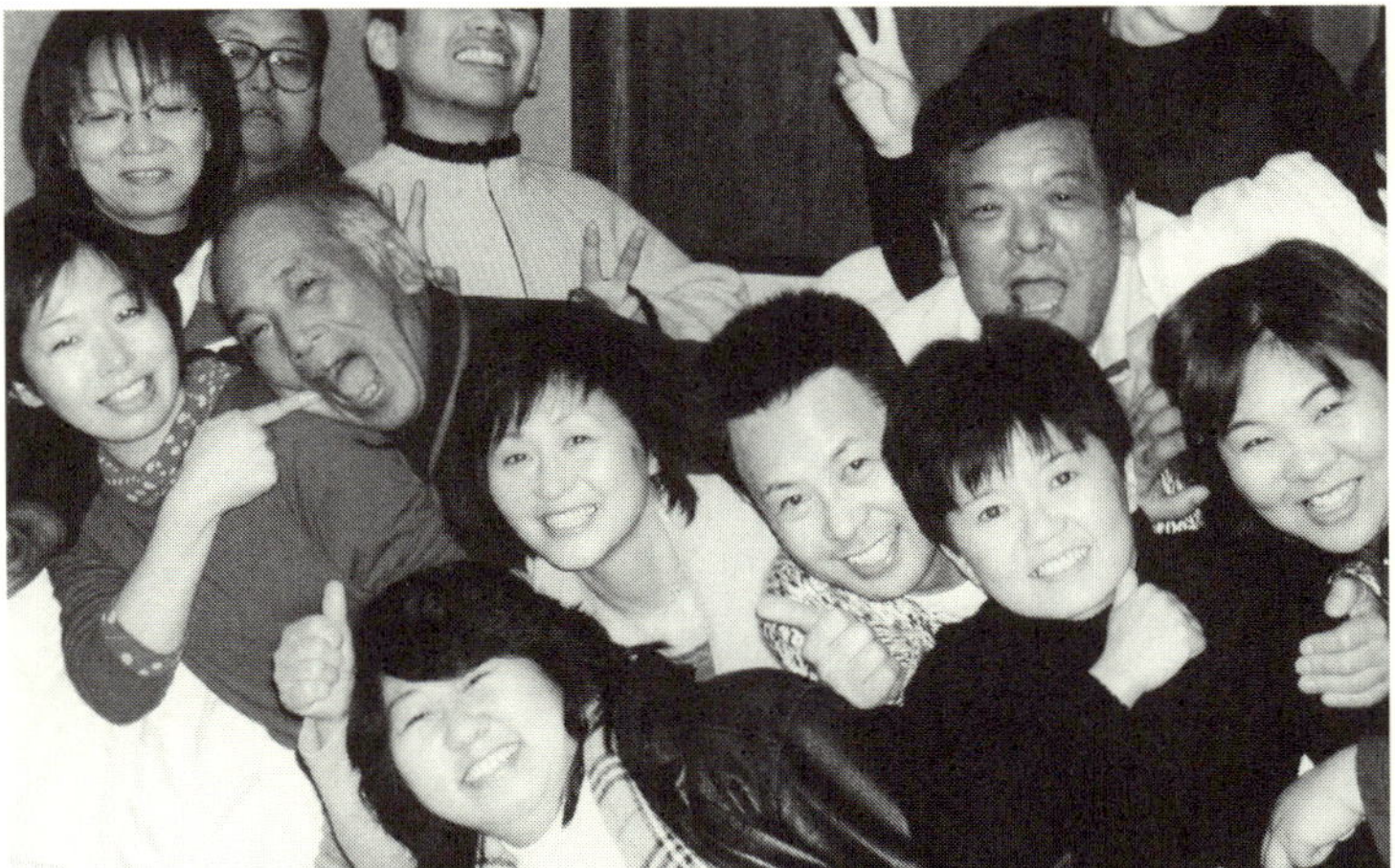

院長まずは宴会（佐原病院時代）

連載の内容については省略し、タイトルを紹介したい。各病棟・救急外来・訪問看護など多岐にわたる看護師が分担して連載している。

『看護学雑誌』「日常看護のブラッシュアップ―患者中心の看護を目指して」

平成一二年四月号　検査の前って食事をしちゃいけないの？
五月号　私たちは患者さんを痛みから解放します。
六月号　看護婦さん、私ぜんぜん眠れないんです。
七月号　術後食って流動食から始めなきゃいけないの？
八月号　ほんとつらいんです、口内炎。
九月号　オストメイトも快適な入浴を。（注ストーマ人工肛門保有者）
一〇月号　歩きはじめました、訪問看護。
一一月号　『老人の骨折＝寝たきり』にならないために
一二月号　「看護婦さん、家に帰りたいヨー」人工呼吸器で外泊に挑戦

平成一三年一月号　「看護婦さん、私はお風呂に入れないのかね」
二月号　安静って横を向いてもいいんですか？
三月号　「はいっ、救急外来です！」

『看護学雑誌』再度の連載

平成一二年度の『看護学雑誌』による連載、「日常看護のブラッシュアップ」は、たいへん好評を博したことにより、第二弾が企画される。竜院長のもとで大きく発展した佐原病院と、レベルの高い看護の取り組みを全国に知ってもらおうとの意気込みである。

看護部各セクションや各委員会での分担執筆となる。しかし、全国版雑誌への一年間の連載は、不安から泣きたくなるような気持ちになったであろう。磯部看護部長の後任の北川洋子看護部長、根本麗子副看護部長を中心に看護部のたいへんな奮闘があり、前回に掲載しなかった手術室や総合案内なども連載となる。

平成一五年一月号から一年間、「日常看護のブラッシュアップⅡ—改良と変革—」の連載が開始する。手術室の気配りの看護、スタッフ総出演で心筋梗塞患者用のビデオ作製、退院後の遠方患者とのカメラ付き携帯とパソコンでのやりとりなど、どれも看護師の努力に頭が下がる。連載のタイトルと内容が集約し思いが伝わる「締めの言葉」を紹介したい。ひたむきに取り組む姿勢と高い看護レベルが推測できる。

『看護学雑誌』「日常看護のブラッシュアップⅡ—改良と変革」

◎平成一五年一月号　オペ室だから手と目の看護

手術室ナースは、患者さんの目に見えない気遣いと、支えになりたいという気持ちから看護を行っています。これが〝手術室看護のツボ〟といえそうです。（締めの言葉）

◎二月号　心筋梗塞になっちゃた、どうしよう
私たちは、心筋梗塞の患者さんを支えるために、クリニカルパス（治療計画）で〝先の見える看護〟を、ビデオで〝わかりやすい生活指導〟を目指します。患者さんの笑顔を心の糧として！

◎三月号　むせずに飲みたい、そのために
脳血管障害患者の看護においては、患者さんの嚥下《えんげ》（飲み下す）機能をきちんと評価し、適切な援助をすることもポイントの一つです。

◎四月号　一五歳不登校、心の中は…
私たちの仕事は、表面に出た行為を問題にし対応するだけでなく患者さんを見守り、心の叫びをキャッチすることも大切です。

◎五月号　遠くても安心―退院後の不安にも答えます
医療者といつでも「話せる」「聴ける」「見てくれる」ことは、患者・家族の安心につながります。私たちは、離れていても継続的な看護ケアが展開できるよう、いつでも患者さんのそばにいます。

◎六月号　導入しました！　アンギオ専任看護師（注：血管造影専任看護師）

アンギオ専任看護師は、患者さんの身近にいて、不安や苦痛を最小限にし、安全・安楽に検査・治療が受けられる体制を整えています。

◎七月号　はじめました！　オーダリングシステム

やってみたら意外と簡単なのがオーダリングシステム。自分たちで使いやすく進化させる意志と行動力が大切です。今では、オーダリングシステムなしの業務は考えられません。

◎八月号　看護師さん、このにおいなんとかして！

心地よい入院生活には、においを含めた快適空間の提供と、心温かな看護ケアが大切です。

◎九月号　小児の薬、どんなふうに飲ませるの？

小児にとって内服は治療の一歩です。家庭でも継続して内服できるよう、その看児にあった方法を見つけましょう。

◎一〇月号　温泉に行こう！　―オストメイト疑似体験ツアー

私たちは、オストメイトとともに考え、ともに悩みながら、一つひとつQOL向上のためのハードルを乗り越えています。いきいきと生活しているオストメイトに会いたくて……

（注：オストメイトは人工肛門保有者）

◎一一月号　フレッシュナースマンがやってきた

私たちは臨床の指導者として、相手を信ずる「強い愛情」、安心して心を開かせる「温かさ」、成長を気長に待てる「粘り強さ」、問題を指摘できる「厳しさ」、自分の気持ちを正直に伝える「誠実さ」を追求します。

◎一二月号　笑顔で応対、総合案内です

総合案内は、「この病院に来てよかった」、「この人に出会えてよかった」と思っていただけるよう心を込めて患者様をお迎えし、ご案内します。

連載が終了すると、「佐原病院はすごいね」「連載、読みましたよ」「感動したよ」など様々な人から声をかけられる。一つひとつの改善の努力を理解し実感できる。新ためて看護師は自分たちの看護は輝くものがあると充実感に浸る。自分たちでどうにかしよう、やってみようというやる気にあふれる。

看護師がシンポジウムのパネリスト

竜院長は毎朝短時間でも看護部長室を訪ねる。看護師の親切な患者応対、医療事故防止の徹底、やりがいをもって働ける職場づくり、患者が話しやすい雰囲気づくり、より良い看護の提供と信頼関係の構築、安心できる病院づくりなどをテーマに話し合う。看護師は有給休暇を使い研修・学会・勉強会へ積極的に参加し、努力し啓発を欠かさない。看護師に理解されたうえで、看護レベルを向上させることは竜院長の悲願である。地道な努力が必要とされる。

竜院長は学会・研究会・委員会などでの看護師の発表を積極的に支持する。『看護学雑誌』への連載だけでない。平成一六年度の第二三回千葉県看護研究会（千葉県看護協会主催）の演題三二題中七演題を佐原病院の看護師で占めた。

平成一六年一二月、千葉県が主催して、「性差を考慮した保健医療シンポジウム」が開催された。第一部で千葉県知事堂本暁子による「女の健康　男の健康」、聖路加国際病院日野原重明理事長による「医のこころ　患者のこころ」と題して講演が行われる。

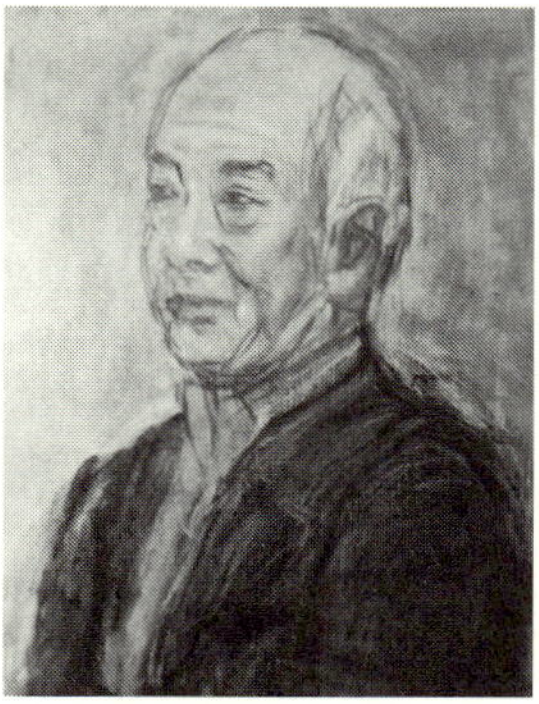
竜院長を慕う元看護師による肖像画（絵：新井さち）

第二部のパネルディスカッションは千葉大学医学部附属病院藤澤武彦院長が座長を務め、四名のパネリストが出席する。千葉県衛生研究所長、千葉大学医学部教授、東金市長のほかに佐原病院の齋藤美鈴看護師がパネリストとして招かれた。佐原病院の看護レベルの高さを象徴的に示したといえる。竜院長は看護師の努力に十分満足する。現有勢力を上手に使い看護レベルを向上させたのは、竜院長の功績の一つである。

竜院長は看護師に高い目標を与える。しかも退路を断って目標に向かわせる。短期間でのオーダリング導入や、慣れない文章を執筆させるなど、看護師にとって厳しい院長である。また誰よりも早く早朝六時に出勤し、病棟をくまなく回り患者をよく知る怖い院長でもある。

しかし、「気さくに話を聞いてくれる」「自分たちを理解してくれる」と高評価で、看護師の竜院長の評価や人気は非常に高いものがあった。

患者と共に歩む――•

竜院長の医療の原点

竜院長の医療の原点は、「医療は国民に奉仕する職業」にある。まずどのようにしたら患者が治るかを徹底的に考える。不可能と思えても可能にしたい。どうしたら治すことができるか、ありとあらゆる診断法と治療法を駆使して不可能を可能にしていく。

もし治らないとすれば、どのようにしたらＱＯＬ（生活の質）を保って延命できるか。長生きできないとしたら、どのようにしたら患者と最後のゴールまでつき合っていけるか。そのため常に技術を磨き、最先端ＩＴを駆使し、患者の心を傷つけることがないよう人間学や話術を磨く。

「医療者は患者に事実を話し、この治療をしたいと言わない限り、患者は治療法を選べないし、不安に思うだけである。患者は不安で治療を拒否したい気持ちもあるので、一緒になって闘うかららやろうと、医療者の熱意を示すことが必要だ」と、竜院長は医療の原点を語る。

しかし、裁判になると、「厳しい病状やあるいは絶望的な状況を医師が説明していない」と、説明義務違反で負ける現状がある。マイナス情報をすべて説明することに努力するより、「大丈夫だよ、一緒に頑張ろう」と、励ますことはより重要という。

竜院長の医療の原点は明快で、当然のように思える。しかし困難なのは医療の原点に立ち返り徹底した実践である。努力を貫きとおすことで人と違う結果を導きだす。前述したカルテ開示は患者から請求された後でなく、全患者に積極的にカルテを配布する。徹底して行うことで、患者情報の開示は質も量も違ったものになり、辛口のマスコミも絶賛する。

医療者の手術に向かう姿勢は竜院長の医療の原点を実践するものである。最新のＭＲＩ、マルチスライスＣＴ、血管造影、肝臓解析ソフトなどを駆使する。臓器を三次元の立体画像で見つめ、なんとか突破口を探しだす。手術の作戦を工夫して考えだし、シミュレーションを重ねる。そうすることで切除不能と考えられたがんを手術可能にする。

診療圏外からの患者

佐原病院は地域医療を支える過疎地の病院である。診療圏は佐原病院の周辺に限られていた。竜院長になってから、診療圏の外からも患者が集まるようになる。アイドルの追っかけではないが、心から信頼する医師の診察を受けたいのだ。国立がんセンター東病院や千葉県がんセンター時代の患者が佐原病院へ診療にやってくる。

今はセカンドオピニオンの時代、患者が病院を選ぶ時代である。主治医に紹介されて、またインターネットで検索して、セカンドオピニオンを求めて佐原病院へ患者がやってくる。遠方からの患者は手術を勧められたと来院し、また切除不能と診断された患者もくる。「セカンドオピニオンは信頼できる病院で」と受診する。佐原病院の実力がためされる。

東京大学附属病院や岩手医大附属病院などからも患者が紹介される。遠く県外からの患者は手術後、佐原病院近くに家を借りて症状が落ち着くまで住むこともある。

こんな現象は佐原病院はじまって以来と、驚くスタッフが多かった。最初は遠方から来る患者を信じられないような目でながめている。患者が竜院長に全幅の信頼をおいた結果である。

地方のがんセンターより国立のがんセンターの方が、一般病院より有名大学病院の方ががん患者はより多く集まる。がん患者が集まれば患者を選べるし、治る患者を優先して手術を行うことも可能となる。極めて困難と診断される患者の手術はやらない傾向もある。治る患者の手術を優先すべきとの考え方はあるだろう。

竜院長の名前で患者が集まっていたが、患者だけでな

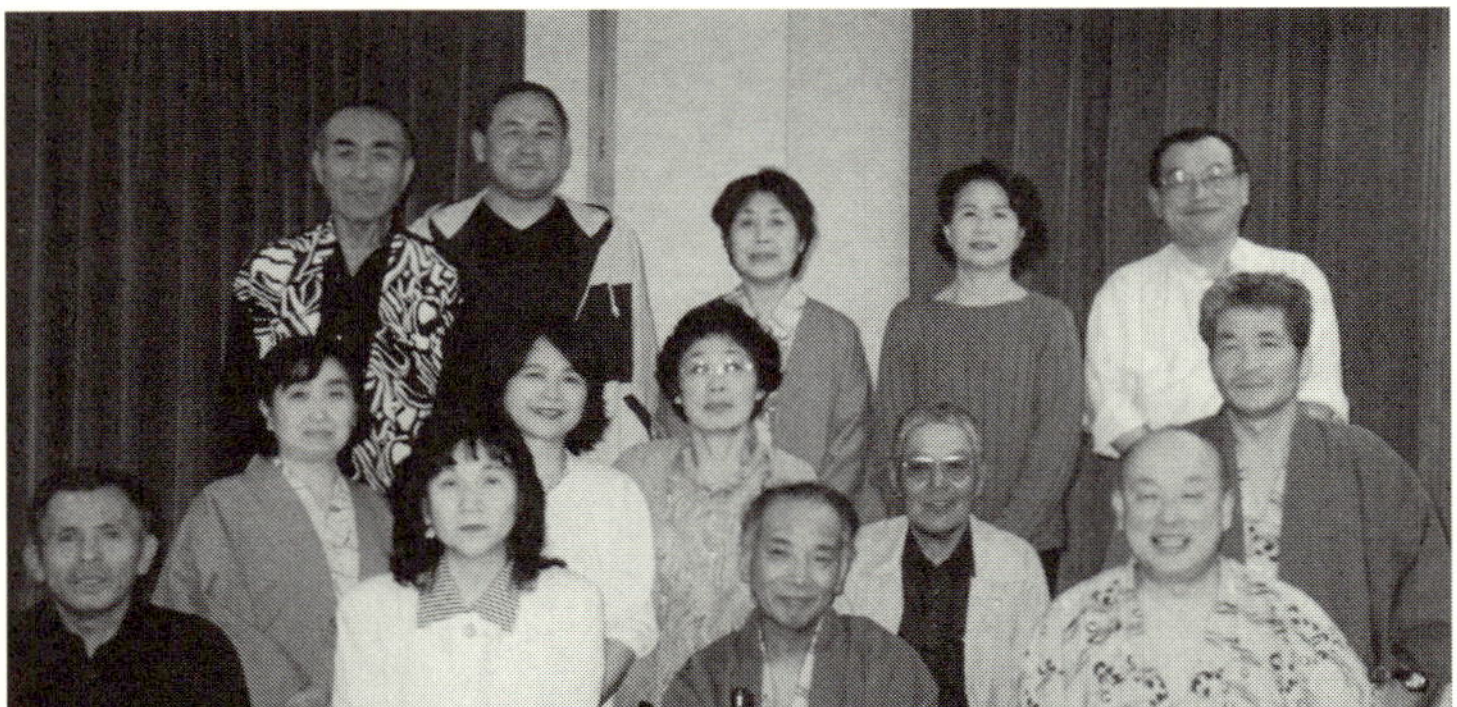

勝浦と埼玉の患者仲間と（佐原病院長就任記念）1999年

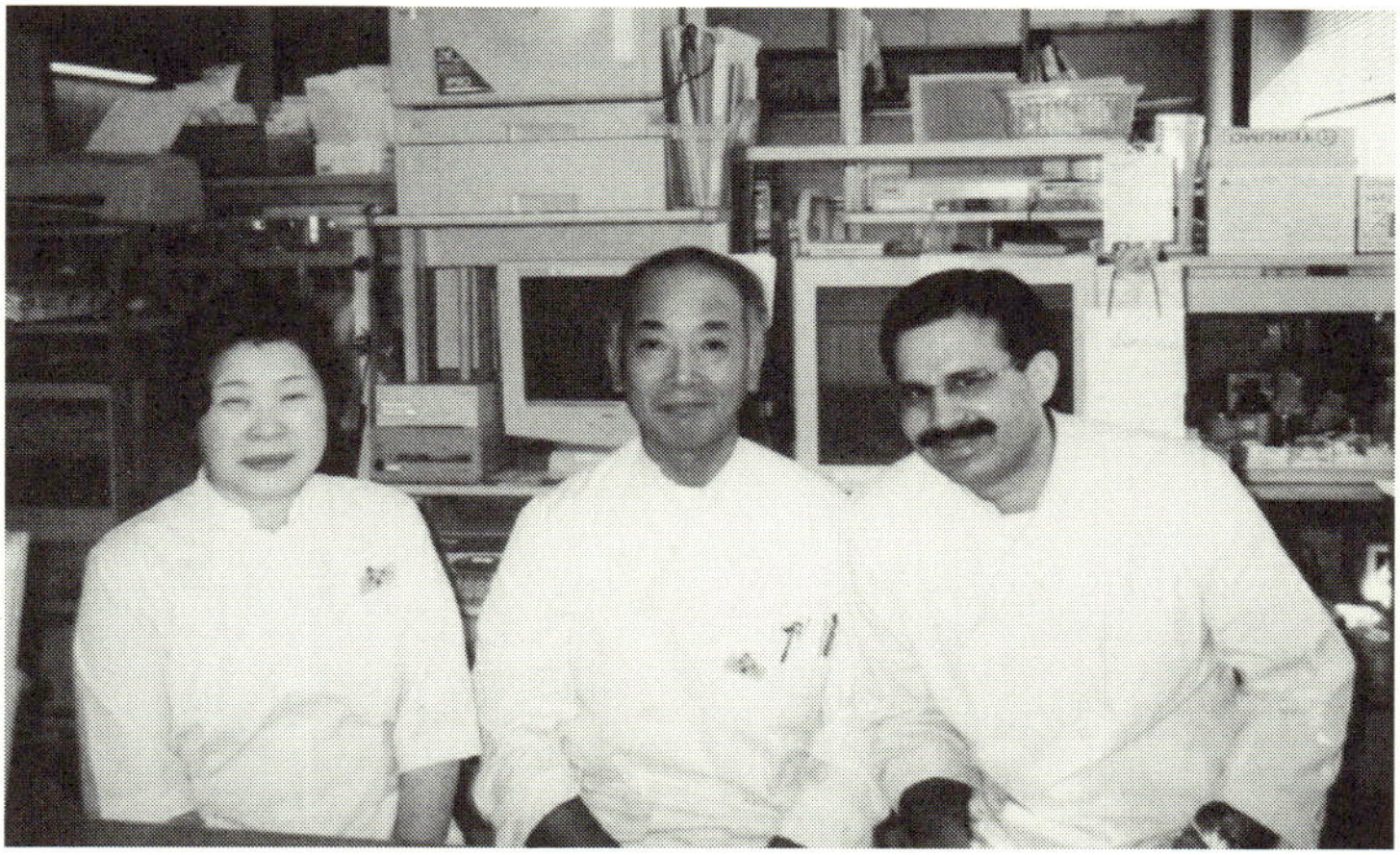

医師が外国から研修に（ラジシュー・グプタ　右）2002年

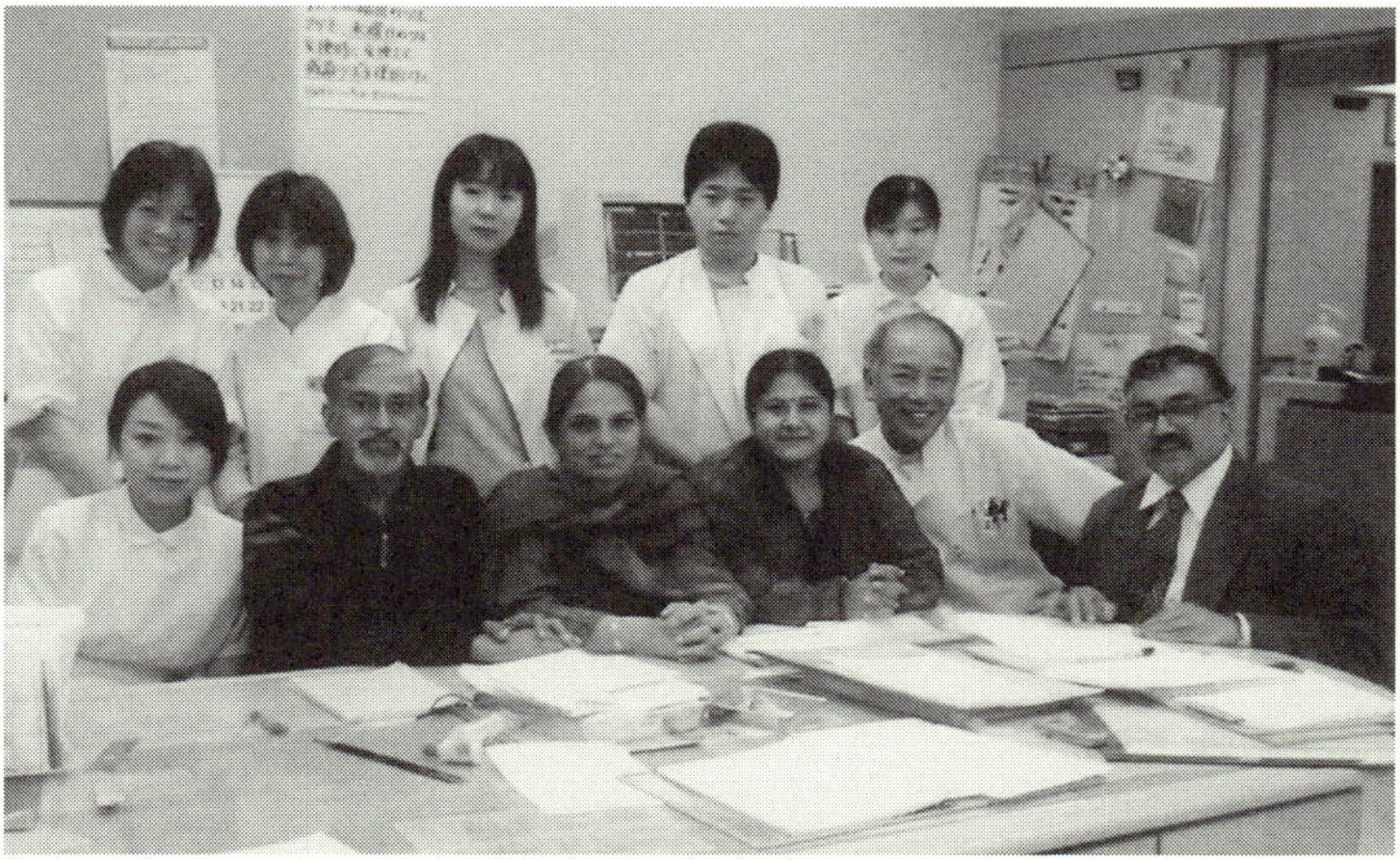

患者も外国から来た　2002年

くインドからは医師もやってくる。ラジシュー・グプタやヴィノード・ティク医師らは竜院長の論文を読み、佐原病院で三カ月間研修する。竜院長はインド各地での手術指導にも招かれる。そのためか、インドから患者が治療にくる。胃がんの患者で過去に放射線治療を受けていたため、たいへん困難な手術となったが成功させる。無事に手術は成功してインドへ帰った。またフィリピンからはマイタ・リゴール女性医師が三カ月研修にきている。

胃・膵臓・脾臓・大腸・左腎臓の同時手術

佐原病院の手術例をいくつかみよう。全国から切除不能と言われたがん患者が集まってくる。竜院長の生涯でもっとも困難な手術を行っている。平成一五年一月、「手術はできない。緩和医療で三カ月しか生きられない」と診断された七六歳の患者が、セカンドオピニオンを求め佐原病院へ来院する。胃全体の進行がんで、膵臓に浸潤し、十二指腸や大腸にも顔を出している。

佐原病院自慢の最新鋭のＣＴの結果、肝臓に転移がなく、お腹に水もたまっていない。竜院長は胃を全摘、膵臓を半分切って、脾臓を切って、副腎を切って、左上腹部の臓器の切除可能と診断する。

前の病院ではがんを告知せず、「貧血とお腹が痛いのは胃潰瘍のせいだ」と説明していた。家族は「胃潰瘍と言ってください」と、がん告知を希望していなかった。竜院長は家族の反対を押し切って、「あなたは胃がんですけども手術しますか」と患者に説明する。このとき患者は意識を失ってしまう。その後患者は気を取り戻し、「がんなら治りたいから手術する」と決断する。すぐに手術が準備され、結局胃全摘、膵臓、脾臓、横行結腸、左腎臓、小腸を取る大手術となり、リンパ節も郭清《かくせい》を行う。手術時間は六時間一九分を要した。

術後の経過は良好であった。だが、四か月目に肝臓に転移が見つかる。様子を見ていると肝転移は大きくなる。ほかには転移はない。竜院長はまた家族の反対を押し切り、「肝臓に転移があるけれども、ほかに転移がないと思うので手術しますか」と患者本人に聞いた。そのときは多少取り乱すが、「生きたいからやってください」と手術を選択する。

血管造影をしてアンギオCTをやると、肝臓のがんは二個ある。肝臓は竜院長の得意である。普通に行われる拡大肝左葉切除では前区域側にがんが残ってしまう。がんを残さず系統的な手術を実施する。左門脈臍部で切って外側上区域を残し、右は前腹側区域を切除する。これまでの常識クイノーの八区域分類を打破する新しい肝臓手術の実践である。門脈・静脈系に着目した新たな考え方である。後に紹介する『肝臓の外科解剖』にまとめられている。

手術をした患者は再発がなく、農作業をやるほど回復する。がん治療はあきらめないことが重要で、セカンドオピニオンで救われる命がある。また手術ができなくても抗がん剤治療や放射線治療など多くの選択肢がある。

膵臓がん手術不能か

平成一四年一〇月、東京の大学附属病院で「切除できない。竜先生なら切除できるかもしれませんよ」と言われた五三歳の膵臓がんの患者が地方の佐原病院へやってきた。竜院長の所見は「上腸間膜動脈に浸潤していて、私でも取れない」というものだった。動脈を取るのは安全にできるが、早く死亡してしまうためにやらない方がよいと診断する。手術をいったんあきらめて、抗がん剤治療（ジェムザール＋ＴＳ－１）を行う。

一年経過するが、患者から転移は見つからない。上腸間膜動脈に巻きついていたがんが縮小し、上腸間膜動脈の間に隙間ができた。「手術しましょう」と竜院長が勧めると、「ぜひ手術してください」と患者も希望する。

平成一五年一〇月、膵頭十二指腸を切除し、門脈合併切除で五時間近くの手術を行う。膵臓がんは難治がんの代表であるが、患者にがんの再発はなく、通常の生活が送れている。

平成一六年三月に、岩手医科大学の先生が四一歳の膵臓がんの患者と一緒に佐原病院に来る。「膵臓がんで腹腔動脈に浸潤しているため、手術できないのではないか。手術すると胃も肝臓も壊死する可能性がある。どうでしょうか」と、セカンドオピニオンを求めて来院した。

竜院長は、「抗がん剤治療（ジェムザール＋ＴＳ－１）を三カ月やりましょう。転移がなかったら手術しましょう」との方針を述べる。岩手医科大学において抗がん剤治療を三カ月実施すると、がんは小さくなり腫瘍マーカーが正常値まで下がる。がんの転移もなかったので、手術を決める。岩手医科大学の主治医は、「いくら竜先生でも岩手医大にくると気を使うから、私が来た方が気を使わないでしょう」と、佐原病院での手術となる。

平成一六年七月、竜院長は膵臓尾部の切除と動脈の切除再建を行う。なお動脈の再建は千葉大学形成外科の一瀬教授が行う。術後の経過は順調で、再発をしていない。竜院長は治りにくい膵臓がんを手術前の化学療法とその後の手術で治療成績は向上できると期待する。

輸血できない肝臓手術

佐原病院には、輸血を拒否する宗教の信者も診察にくる。この輸血拒否で時々マスコミを騒がせることがある。信者は肝臓がんなどの手術を受けるため、竜院長のもとに全国から集まる。そして、「手術で死んでも輸血は絶対しないでほしい」と必ず念を押す。竜院長は、「死ぬほどは出血しないから大丈夫ですよ」と、要請に応える。

肝臓は血管の固まりのような臓器なので、うまくいかないと大量出血につながる。竜院長は信者の期待どおりに、輸血することなく大きな肝臓がんの切除に成功する。門脈（肝臓に栄養を運ぶ血管）のバイパスがたくさんできている患者がいた。輸血を絶対にしないで切除するには、たくさんの血管を避けた手術となる。立体画像で徹底的に検討し、模擬上の手術でシミュレーションを行い、血管を温存しながらの手術に成功する。手術をすべてビデオに記録する。手術に成功し

「バンザイ」と叫ぶと、脱力感から床にへたり込む竜院長の姿まで記録されたCDを患者に渡す。

信者からの信頼は厚く、宗教団体の顧問医師にならないかと竜院長に要請があったほどである。「俺は千葉で一番輸血し、血の海の中でも手術する男だよ。だから顧問医にはなりません」ときっぱり断っている。

「竜先生しか頼れない」と、最後の望みの綱と頼られ、全国から患者が集まってくる。どうやったらうまくいくだろうと考え抜き、病巣を切除し重症患者を救う。治った患者が喜び、そして感謝されるという外科医の面白みや醍醐味を堪能していた。

地域と患者の連携プレーをめざして――•

外科手術件数の増加

竜院長が赴任してから、佐原病院は困難な外科手術がふえた。手術件数は右肩上がりに増加する。赴任前の平成一〇年度一七一件と比較すると、一一年度二四五件、一二年度二八三件、一三年度三七七件、一四年度三八七件、一五年度四二六件と、五年間で二・五倍に激増する。外科医に取って手術件数の増加は嬉しいような辛いような複雑な心境だろう。

増加の理由は紹介患者の増加、消化器内科の患者数の増加、手術適応の拡大である。手術数の増加に対応するには、執刀医の技量向上だけでなく、術前の検査、手術室のスタッフ、術後管理をする病棟スタッフなど、すべての体制の充実と協力が不可欠である。

外科診療の中心はがん治療で、手術を基本にして抗がん剤治療、放射線治療、レントゲン診断装置を用いたＩＶＲ治療（外科治療をしないで症状を緩和）、末期患者に対する緩和治療まで実施する。手術だけで治らない患者は抗がん剤治療や放射線の力を借り、組み合わせて治療する。入院治療を中心とするが、外来治療、在宅治療と継続する治療に力を入れている。

こうした佐原病院外科の活躍は、『医者がすすめる専門病院』（埼玉・千葉・茨城版　ライフ企画）で、四星病院徹底ガイドとして紹介される。Ａクラスの二七一病院、一〇二五科を掲載する。千葉県内では一〇五病院四〇四科が紹介され、佐原病院消化器外科の特色は次のように記載される。

「消化器がん疾患、乳腺、甲状腺などの専門的な診療を行っている。ＣＴ、ＭＲＩ、ＤＳＡなどを駆使して立体撮影や、バーチャル内視鏡など最先端の診断と、血管合併切除再建など最先端手術手技、放射線治療などを併用して消化器がんの治療成績の向上を目指している」

佐原病院の治療と成績も簡潔にまとめているので、参考までに『医者がすすめる専門病院』から引用して紹介したい。

「胃がん切除三〇七例の五年生存率は七〇％、大腸がん切除二七七例では六二％、乳がん九三％と良好である。食道がんは進行がんが多いが切除例の五年生存率は四二・五％である。肝臓がん切除は五年生存率六四％であるが、特に他施設では治療の対象とならないような門脈本管にある腫瘍栓を伴ったがんに対しても手術、動注化学療法、放射線治療を駆使して平均生存一六カ月、五年生存率一二％を得ている。肝機能不良例や小肝がんの場合は、内科と協力してエタノール注入やマイクロウェーブやラジオ波凝固療法を行い、良好な成績を得ている」

地域医療ネットワークの実現

佐原のある開業医は竜院長を、「病診連携を言った初めての院長だ」と評価する。地域医療を充実させるには、病院と診療所、病院と病院の連携は急務である。病診連携は口では言えるが、実践し成功させるのはなかなか困難である。竜院長は佐原医師会の宴会でも、病院内の宴会でも、上座にふんぞり返っていない。すべての宴席で上座をまっさきに下りて、全員にお酒をついで回る。返杯で竜院長もそうとう飲まされる。酔いにまかせ素の自分をさらけ出していた。病院の外でも中でも、コミュニケーションを取り、親近感を深め理解を求めた。

竜院長は地域医療にこそ最先端医療設備が必要で、地域医療ネットワークを構築して、開業医も最先端医療設備を自由に使える体制を考える。地域中核病院のＣＴ・ＭＲＩ・ＰＥＴなどを有効利用するため、地域検査センターのようなものを構想していた。

平成一四年四月、佐原病院では病院医師と開業医が一体となって患者を診療できるオープンシステムを開始する。佐原病院の最先端医療設備・入院設備・手術室・治療器具などを、開業医に開放し病診連携を深めようとする。竜院長らしい大胆な実践である。

オープンシステムは病院を地域に開放するもので、I型・II型・III型がある。I型は開業医が主治医になり、II型は病院医師が主治医になり、III型は検査のための入院である。佐原病院はII型を採用し、開業医は副主治医として病院の診療に参加する。実際に病院の診療に参加する例はなかったが、紹介した患者を病院に遠慮なく見舞いに行けることだけでもよかった。患者も副主治医の開業医と話せて安心する。また開業医も患者の様子を見て安心できる。退院して自分の診療所に通う患者を想像することもできる。

佐原病院とネットワークをつなげ、診療所にいながら自分の患者のデータを参照する開業医もいる。竜院長はこの輪を広げ、地域の患者は病院でも診療所でも病歴や病状が十分理解され、検査や治療の重複をなくしたい。そのために患者情報の入ったICカードやCDRを患者が持って、病院でも診療所でも自由に開いて、診療情報を書き込む、究極の電子カルテのシステムを理想と考えた。

佐原から千葉県を、「健康と福祉を護る、医療先進IT情報県」とする運動を発信し、経済の活性化にもつなげたい、と竜院長は念願する。

柳原和子との出会い

「日本一有名ながん患者は？」との質問に、ノンフィクションライターの故柳原和子の名前を挙げる人も多いだろう。柳原は自らの卵巣がんの体験を記録し、がん専門家と対談し、がん患者の生き方を綿密に取材して、『がん患者学』(晶文社)を発表した。医療現場の問題を明らかにし、がん患者学を提唱した。NHKのがんサポート番組の制作にも参加する。

竜院長はがん患者の会「α(アルファ)」の会員でもある。「α」は平成六年に設立し、土橋律子が代表を務める。「α」の会に竜院長が呼ばれ、カルテ全面開示の講演を依頼される。柳原和子も来ており、「厚生省でもなく、医師でもない、医療者でもない患者こそが医療を変えます」と、柳原は挑発的な発言をする。患者の実感こそ医療の理想で、患者の生き方を見ようとしないと現代医療を痛切に批判する。

「医師の必死の努力も知らないで、生意気言うな」と、竜院長はむきになり反論する。竜院長は柳原をテレビで医師の悪口を言っている人と認識していた。二次会が終わるまで、なかばけんか腰で二人は真剣な議論を四時間以上も行う。柳原は医師とはじめて忌憚のない意見をぶつけ合ったようだ。作家の柳原が発言すると、医師は黙ってしまう。本音でがんと向き合い文句を言う医師はいない。お互いの考え方や生き方をそれなりに理解できた。五年後、再発してがん患者と主治医の関係になるとは思いもしない二人の出会いである。

出会いの日から一年後の平成一五年三月、佐原病院において、竜院長は、柳原と土橋律子を招いて、「がん患者は病院に何を望むのか、それに対し病院は」と題する講演討論会を開催する。佐原病院の全職員が患者に学ぶためである。医療を厳しく批判するがん患者から治療や看護のあり方を学ぼうとするのは、竜院長らしく度量の大きさとひたむきな情熱がみえる。

柳原は現代医療への批判や医療者への批判を遠慮なくぶちまける。「不完全な医療従事者と不完全な患者がよい関係を築いていけばよい」との発言は、今後の医療を変えていく鍵になると、参加者の心に残る。

竜院長は「講演討論会も医師、看護師、患者さんの参加も多く大変有意義だった」と講演のお礼を手紙に書いた。柳原の返信を、佐原病院の歩みから紹介する。医療を医療者にまかせることはできないと豪語する柳原である。だが、竜院長のような真摯でプライドをもつ医療者の活躍をまっている。

「医療を変えてゆくのは飽くまで専門家、医療従事者であると私は信じています。患者は患者の生き方を模索して社会における病の禁忌をなくしていきたい、変えてゆくということにすぎません。ぜひ、医療従事者が竜さんのように生き生きと、使命感と責任感をもって働くという日が訪れるように祈っています。様々な考えをもった医療者がいること、そのなかで自分の生と死を選択してゆく視線を患者がもっていられることが納得ゆく生と死と言えるのではないか」（柳原和子の返信・「佐原病院の歩み」）

柳原と竜院長の交流は次第に深まる。平成一五年九月には、ＮＨＫの「生活ほっとモーニング」のなかで、シリーズ「がんとともに生きる」で二人そろってゲスト出演する。テーマは「不安をどう乗り越えるか」である。がん＝死の時代から様々な治療法が成果を上げ、「どう治療するか」だけでなく、「治療後の人生をどう生きるか」が問われている。がん治療後の後遺症や再発の不安を、柳原は患者の立場で、竜院長は医師の立場で感想やアドバイスを行う番組である。

柳原和子の主治医

『がん患者学』を上梓して三年余、平成一五年一一月、柳原は卵管がんが再発して、転移が発見される。骨盤内に二カ所、肝臓に一五カ所見つかり、余命半年と宣告される。抗がん剤治療を選択し、一年の治療で、肝臓のがんは画像上すべて消えた。

柳原は骨盤内のがんの治療法で悩んでいた。竜院長は柳原に、「俺が手術するから佐原に来い」と佐原病院へ呼んだ。平成一七年一月五日、迷う柳原は放射線治療を予約したその足で、竜院長を訪ねる。治療法に悩みぬき、もし手術を行うならば、託せる医師は竜院長しかいない。その思いで京都からやって来た。

佐原病院の最新鋭のＣＴで断層撮影を行う。竜院長は腹心の部下消化器外科部長高山亘と検討する。高山部長は竜院長を師と仰ぎ佐原病院へやってきた。今では手技の腕前が竜院長を超えるまでになる。竜院長は、「自分が大腸がん、胃がんになったら、高山に手術してもらう」と言うほど信頼している。柳原は高山を「ブラックジャック」と呼ぶ。

竜院長「手術できます。やりましょう」

柳原「手術する気がない。答えはまだ出せない」

放射線をかけたら同じ場所には二度とかけられない、かけすぎれば死んでしまうと竜院長は放射線治療に反対である。竜院長は放射線の系統的治療にも詳しい。この日は治療方針が決まらなかった。全国のがん専門医の診断を仰ぎ、治療法の選択でゆれ動く柳原の様子や心情は『百万回の永訣』（柳原和子著　中央公論社　平成一七年）に詳しい。「医学として正しくても、医療者にとって成功でも、患者であるわたしの治療としては間違い、失敗ということがある」と、医療を批判しながら冷静に分析する柳原は強い。

医療に不信感をもち、とくに外科医を信じない柳原だが、最終的に手術を選択する。地方の佐原病院で、竜院長に手術を託す。「わたしのための治療法を彼が真剣に考えている」と理解できたからという。手術するなら竜院長に任せると決心する。真摯な診療方針と不断の努力を

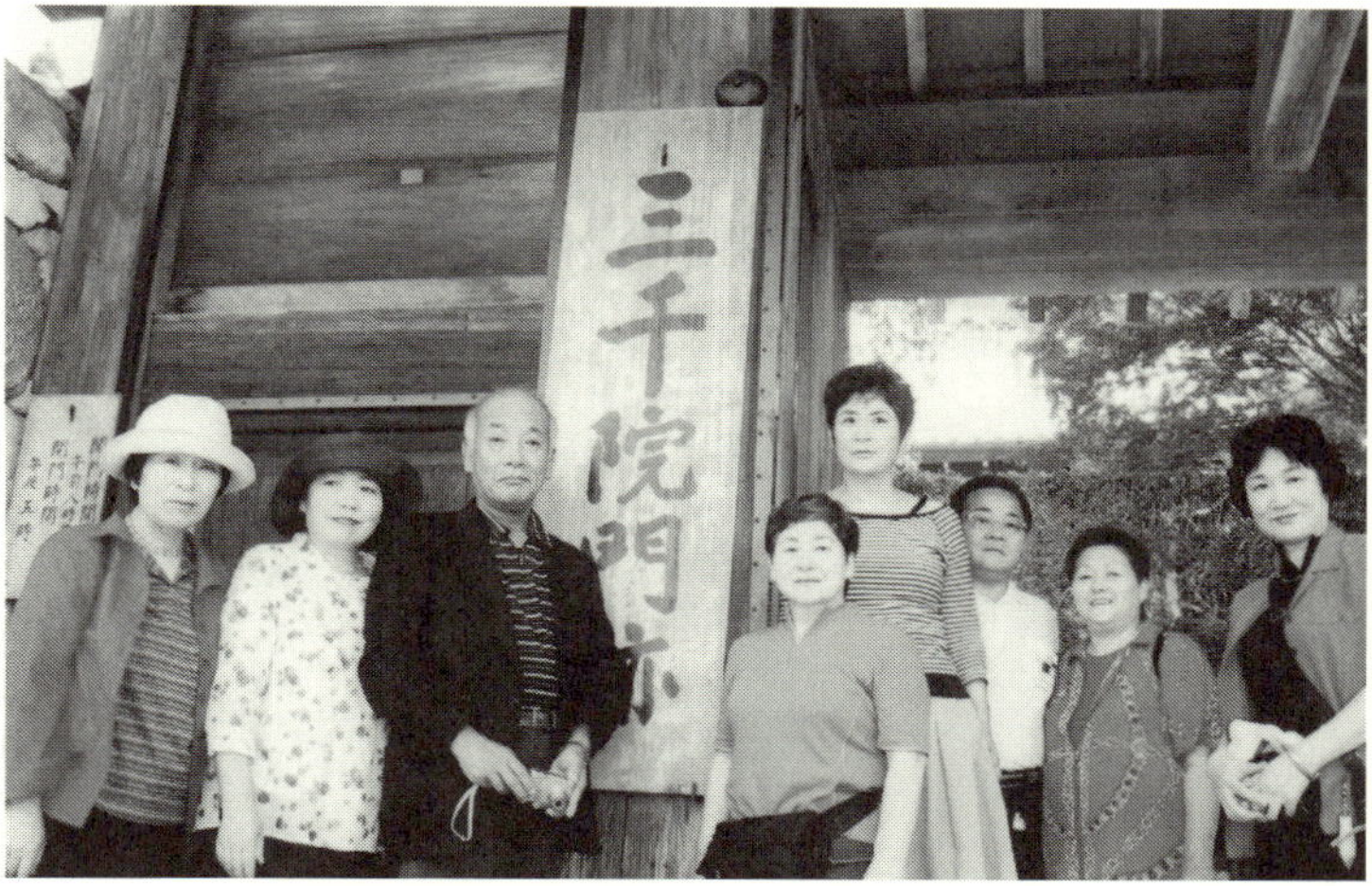

柳原和子さん（右から４人目）と佐原の仲間　2005年

信頼した結果である。

一月二五日、柳原の手術を、高山部長の執刀で行った。竜院長は、京都大学の福島雅典教授、東京慈恵医会医科大学の佐々木寛教授と手術中電話をつないで、なにかあったとき三者で相談できる体制にする。竜院長は患者のためなら平気でタブーに挑戦するが、大学や医局の壁を超えた連携はめずらしいことだ。輸血をしないで手術は成功する。

柳原は、「医師として、友人として、彼は全身全霊でわたしを引き受けようとした」(『百万回の永訣』)と、葛藤しながらも竜院長を評価する。医療やがんに関心のある方は、『がん患者学』と同様に『百万回の永訣』もぜひ読んでほしい本である。

患者に寄り添う病院——•

遊歩道・花壇の整備

佐原病院憲章の一番目は、「患者さんの立場に立った心温かな病院をめざします」である。憲章を実践に移すべく、病院を一周できる遊歩道を平成一五年三月に整備する。無機質な病院を緑と花に覆われた佐原病院に変える。患者は散歩する場所もなかったが、車いすや点滴台を押して散歩できる遊歩道が完成した。緑や花を堪能して気分転換ができる。森林浴の効果はよく知られている。花や緑は患者をなごませ癒やすことだろう。

佐原病院での講演に先立ち、柳原和子は建設中の遊歩道の木に抱きついて、生命を注入するセレモニーを行った。柳原は「千葉の病院に私の苗木が一本育っているというだけで、すばらしいぜいたくな気分になる」と言って、桜の苗木を寄付する。また竜院長の千葉大学の山岳部からの友人で小児外科医の永井米次郎氏は、中庭に藤棚を、遊歩道に欅の木を寄贈した。木には人間の生命を活性化する力がある、花は患者の病状の回復を助けると、竜院長は信じている。

平成一四年四月、佐原病院はボランティアの導入を推進する。ボランティア委員会を発足させ、市民ボランティア委員会の活動の柱の一つが花壇の手入れ管理である。中庭には藤棚、芝生、花壇が、遊歩道や玄関にプランタを設置す

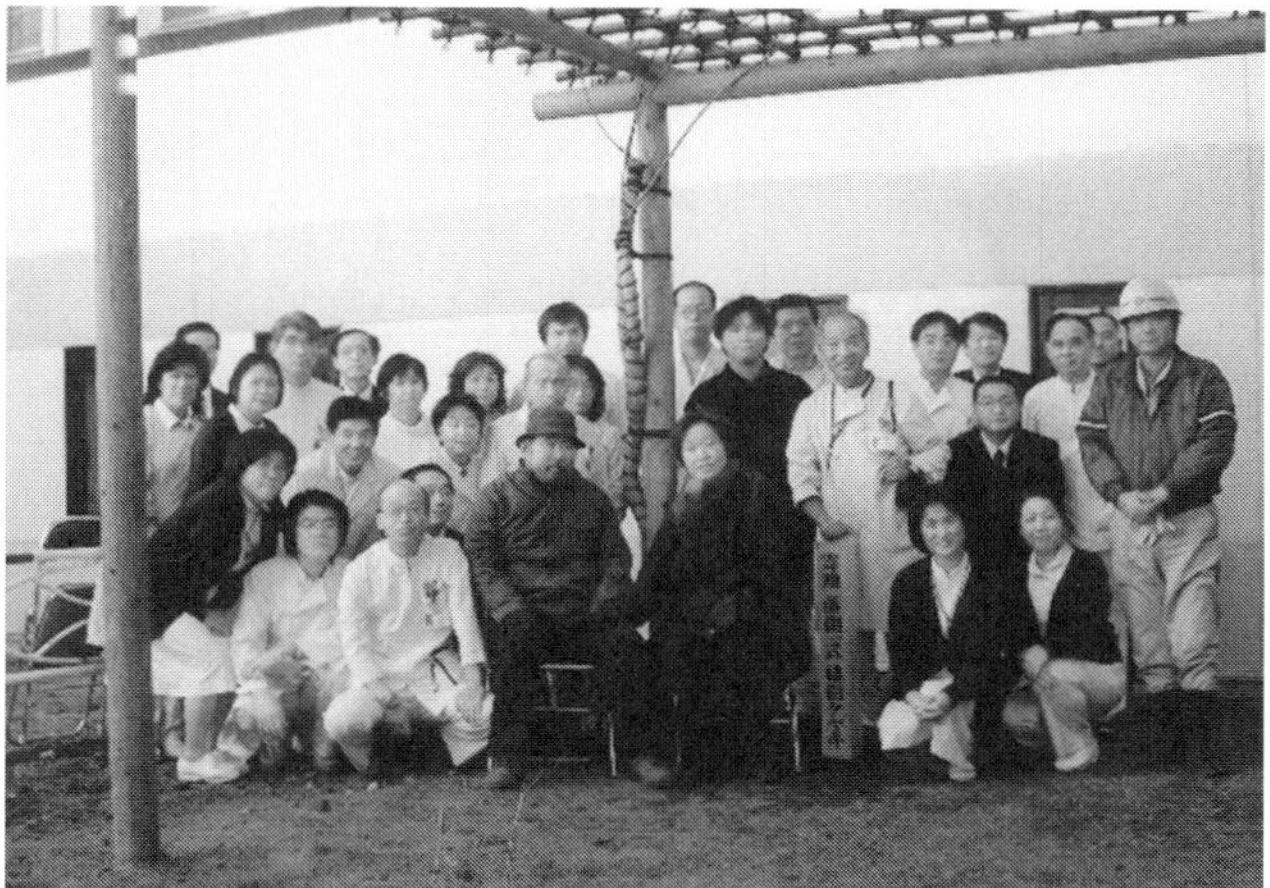

永井米次郎先生から本館中庭に藤棚が寄付される

る。季節ごとに色とりどりの花々が咲き乱れる。「きれいだ」「病院が明るくなった」「心が落ち着く」と評判がよい。患者の癒やしとなり、がんばろうとリフレッシュできる。花や緑は人をやさしい気持ちにし、にこやかな笑顔に変える。

平成一五年六月、千葉県の大槻幸一郎副知事による桜のソメイヨシノの記念植樹が行われる。佐原病院は遊歩道が完成し、正面玄関前を改良し路線バスを玄関横付けにした。これらの事業の完成を記念して植樹する。最近の佐原病院は頑張っていると、千葉県が評価した結果であろう。

佐原病院にミニ美術館

佐原病院新館玄関ロビーから本館への廊下の壁に、佐原の街並み、利根川、筑波山、四季の花などを描いた絵画、写真、手芸品を展示する。

どうしても病院は白く冷たい感じがある。病気や怪我のため、患者や家族は気持ちが沈み不安となる。佐原病院の患者を少しでも癒やし和ませることを願い、廊下を利用したささやかなミニ美術館をつくった。約二カ月で絵画、写真などの展示物を換えて、マンネリにならないように配慮している。

出展者は一般の人で、定年後に趣味として始めた人が多い。右半身マヒで話もできない人が左手で描いた絵もある。佐原病院の職員もいる。展示作品を集めるのは苦労もある。だが、「佐原病院に展示するなら」と、出展には皆好意的である。

心温まる展示作品を見た患者の感想を、「佐原病院の歩み」(二〇〇二年度)から紹介したい。高柳きみ子副看護部長による文から患者の声を伝えよう。

「毎日病気のことしか考えられない日々を送っていたとき、絵を見て立ち止まりました。楽しいこと、家族のこと、いろいろなことが浮かんでとても良いひとときを味わいました」

「犬の絵がすごく可愛くて良かった。元気になり一日も早く家に帰り、待っている愛犬に逢いたい」

「水郷の風景写真や絵を見ると生きる力がわいてきた」

ミニ美術館の展示作品をとおして、市民と患者そして佐原病院が心のふれあいができる。闘病生活で暗くなりがちな気持ちを明るくし、忘れていた日常生活を思い出させる。たとえひと時であっても患者を癒やし励ます。

佐原の大祭が病院に

江戸の面影を残す佐原の大イベントに「佐原の大祭」がある。大祭は七月の八坂神社祇園祭と一〇月の諏訪神社秋祭りの総称である。笛・太鼓・つつみなどで奏でる佐原囃子の情緒ある音を響かせ、歴史が育んだ荘厳な山車を曳きまわす祭りである。佐原には祭りが好きな人が多い。

当然ながら、入院患者は祭りを見に行くことができない。そこで「山車が佐原病院に来ないだろうか」と竜院長は考える。三〇〇年以上も伝統ある大祭、平成一六年には国の重要無形民俗文化財に指定される。その山車のまわるコースを変更するのは困難と思われる。

しかし、入院患者を喜ばせ励ましたいと、竜院長は関係者に相談をはじめる。「患者のためだから」「祭りの寄付をするから」と、根回しを行う。近くのラーメン屋さんは熱心に「わかりました」とうなずく。竜院長の患者が大祭に顔がきくなど、順調に話が進んだ。

平成一四年七月、佐原病院に佐原囃子のゆったりした音と若者の「ワッショイ、ワッショイ」という熱気に包まれた掛け声が聞こえてきた。点滴スタンドを押す患者、車いすに乗る患者、看護師の介助を受ける患者、病院玄関前に集まった大勢の患者はウキウキして祭りを待っている。天井に「大鷹《たか》」の人形を載せ、正面に「仁愛」の額をつけた仁井宿町の山車が曳かれてくる。玄関前で雄壮な山車が止まる。お囃子の音が変わり若連による踊りが行われる。佐原小唄・大漁節・あんばなど、踊りが次々と披露される。

山車の周りでの踊りや囃子に患者の心は夢中となる。病室では見ることのできない患者の笑顔でいっぱいである。病室の窓から見つめる患者もいる。やがてお囃子の音が変わり、山車はゆっくりと動き出す。山車が去るのを名残惜しそうに、患者はいつまでも見送る。患者も職員も一体となり、祭りに心奪われ堪能する。ケガや病気に負けそうになる心を励ます。短い時間かもしれないが、患者を喜ばせ勇気づけたことだろう。笑顔で写真を撮る竜院長も満足できる一場面である。

佐原病院イン東京ドーム

どうしても暗くなりがちな入院生活を離れ、患者の気分転換をはかり喜ばせたい、同時に病院全体が一体となれるイベントを竜院長は計画する。患者にやさしい病院の実践である。野球の殿堂東京ドームで、入院患者を連れ医師・看護師・事務員など職員で野球をやろうと言いだす。顔の広い竜院長は東京ドームの関係者に直接、「患者さんのため、福祉のためだから」「病室の患者さんを東京ドームで感動させたい」と本気の情熱で説得する。そして格安の料金で借りてしまう。竜院長の大胆な計画に対し、看護師からも、「途中で患者様の具合が悪くなったらどうするんですか」と反対の意見が出される。佐原病院から東京まで遠く離れるため、心配は当然であろう。しかし、「医師も看護師もいるから大丈夫」と、竜院長は反対意見を剛腕で押しきってしまう。平成一三年一〇月二六日、花の都の東京ドームにおいて、「千葉県立佐原病院イン東京ドーム」と銘打った一大イベントを開催する。地元から弁当を買い、リハビリテーションセンターのバスやのちに支援者となる椎名急送のバスを借りる。車イス・松葉杖の患者から、ストレッチャーの患者まで参加する。あこがれの東京ドームのグランドに入る。観客席でなくグランドに車イスやストレッチャーで入ることは前代未聞のことだろう。日本一有名なグランドのもつ雰囲気に包まれ、感激し高揚した気分で一緒に野球を楽しむ。紅白に分かれ竜院長はセカンドを守る。急変する患者もなく、野球大会は大成功の内に終わる。念願のイベントを成功させることで、

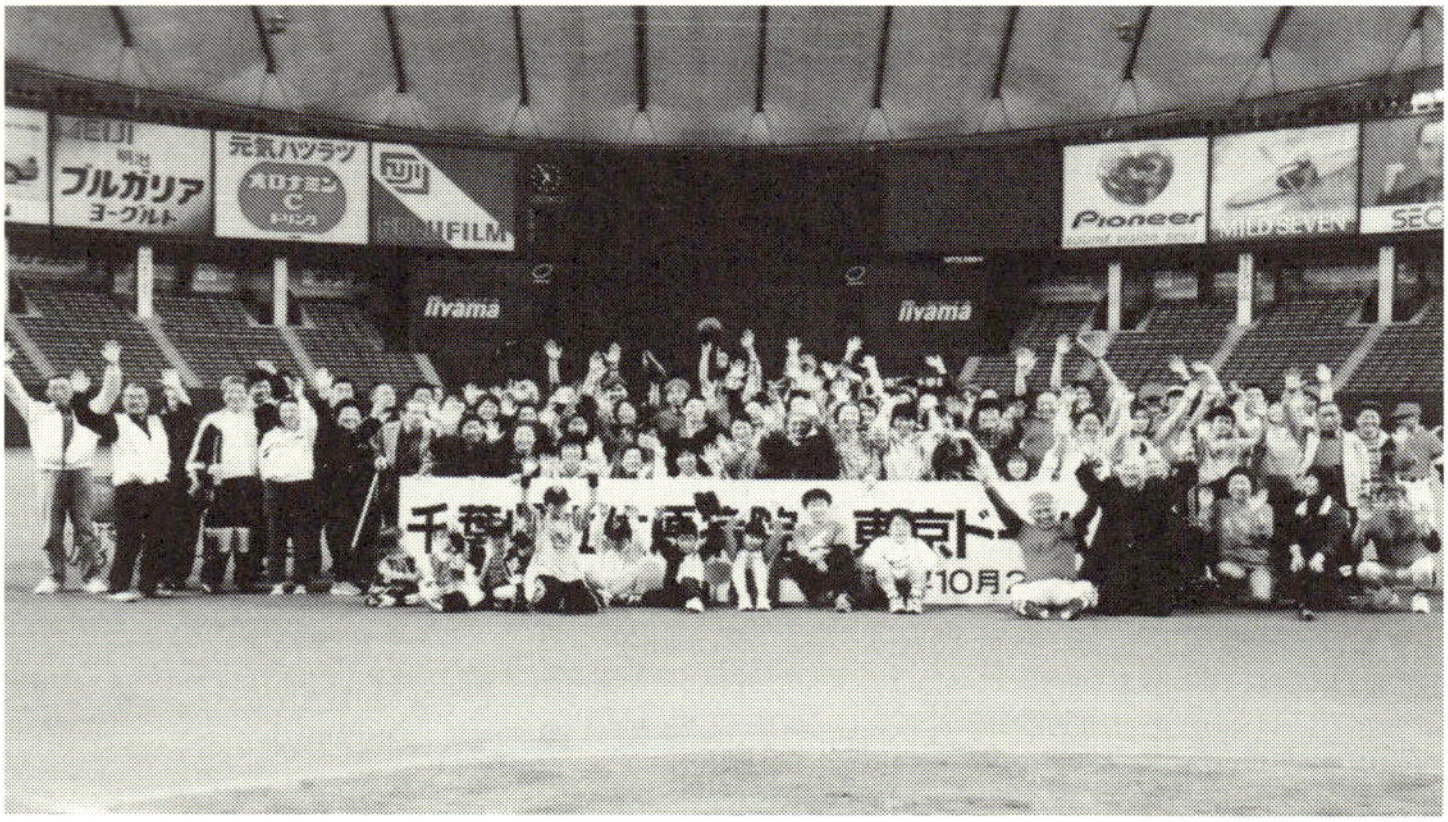

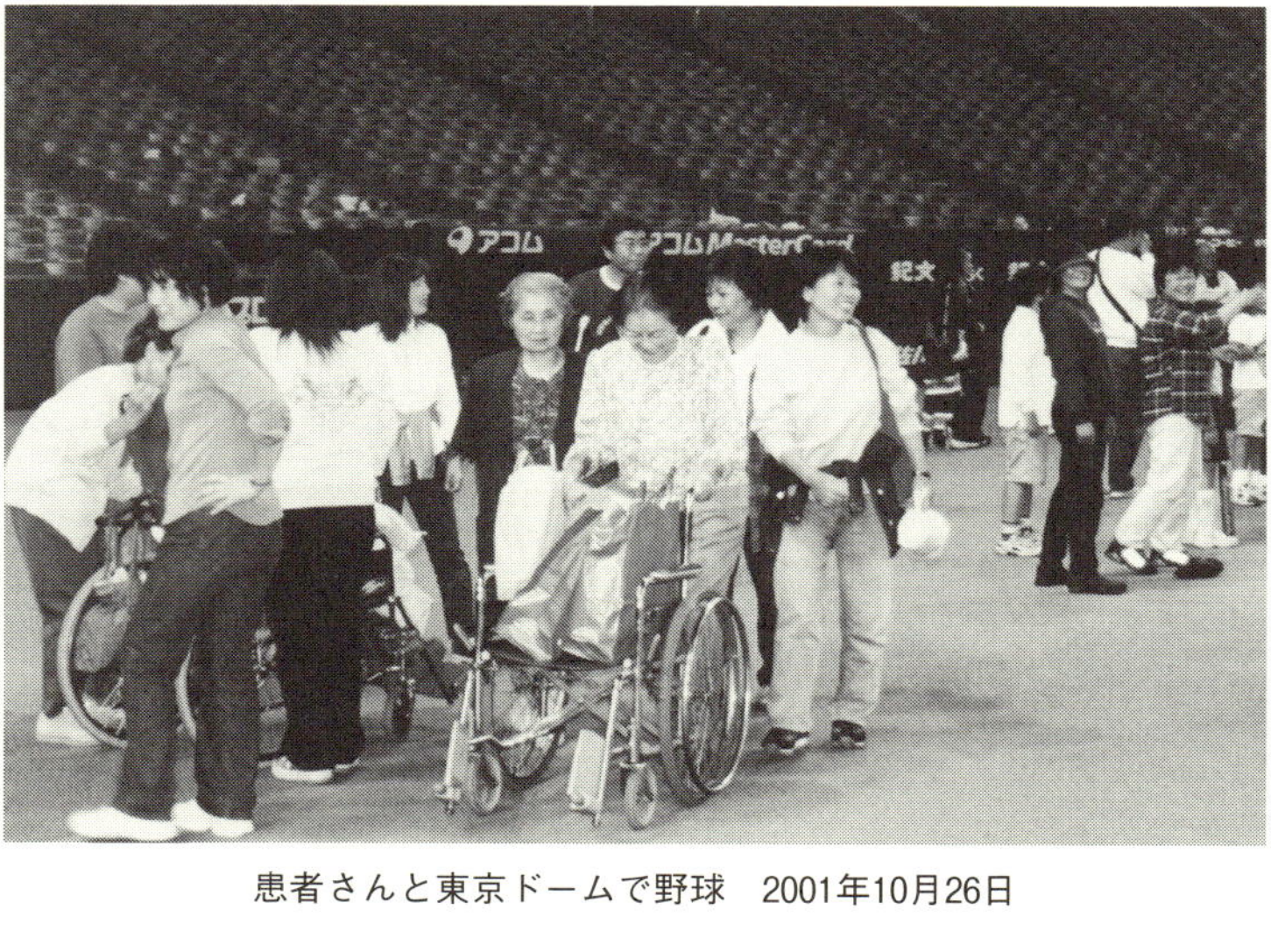

患者さんと東京ドームで野球　2001年10月26日

参加したボランティアから子供たち、医師・看護師・職員まで一体感に酔う。野球をやったことがなくても、下手なりに笑い喜びあう。入院中にまさか東京ドームのグランドに立つとは夢にも思わないだろう。一つのことを一緒に成し遂げることで、患者の不安や孤独感を忘れさせる。当然、イベントは竜院長一人でできることではない。だが、竜院長の行動力とリーダーシップがなければ不可能である。

このようなイベントには意見や賛否が分かれるだろう。患者が危篤状態になるかもしれない。ただ地域医療をになう病院は患者や家族とともにあるべきという、竜院長の強い思いは伝わってくる。

挑戦の成果——●

患者にやさしい病院ランキング二五位

平成一五年六月三〇日、日本経済新聞社は「患者にやさしい病院」ランキングを発表する。日経新聞が全国主要病院長（ベッド数二〇〇床以上）を対象に、「患者への対応」について実施したアンケート調査結果をまとめた。得点で評価しランキング化を実施する。

「患者にやさしい病院」の第一位は八尾総合病院（大阪府）で、徹底した医療事故対策で知られる。医療事故やミスをホームページで掲載する。第二位は済生会中津病院（大阪府）で、情報開示に積極的である。第三位は聖隷浜松病院で、相談活動など患者サービスに力を入れている。

千葉県からは第六位の亀田総合病院（鴨川市）、第八位の旭中央病院につづき、第二五位に佐原病院がランキングされる。全国の大病院、有名病院をおさえ、二五位にランク付けされる。何かと注目される聖路加国際病院は四八位である。

佐原病院がランキングされた最大の理由は情報開示の姿勢にある。「患者情報は患者のもの」を基本理念に、「患者参加型の医療」を推進している。日経新聞は、カルテをすべての診療科で開示と回答した病院は八六・九％に達したが、開示することを医師らが患者に伝えているのは一四・五％にすぎず実効性の点で不十分と指摘する。佐原病院の配布型カルテ開示とは大きな隔たりがある。

病院のランキング調査にはどこまで正確に実情を把握しているのか、という批判はつきまとう。それでも竜院長の病院運営は全国レベルで評価されたと言えるだろう。

安全重視の病院ランキング一一位

平成一五年一〇月六日、日本経済新聞社は病院調査の第二弾として、「安全重視の病院」ランキングを公表する。日経新聞が全国主要病院長（ベッド数二〇〇床以上）を対象に、安全対策の充実度を問うアンケート調査結果をまとめる。

「安全重視の病院」の第一位が聖隷三方原病院（静岡県）、第二位が静岡県立がんセンター、第三位に聖隷浜松病院で、静岡県の病院が健闘している。四位にＮＴＴ東日本関東病院（東京都）、五位にトヨタ記念病院（愛知県）と企業が運営する病院が続く。安全管理では企業の得意とする最先端の情報技術、組織管理、安全管理などの手法が活用される。

千葉県の病院では、佐原病院が一一位で最高である。五四位の旭中央病院、七一位の亀田総合病院より上位に格付けされる。

大半の病院が安全管理組織や対応マニュアルを持ち、急ピッチで安全対策を進めている。一位となった聖隷三方原病院は院内感染の予防で高得点を挙げ、三位の聖隷浜松病院とはそれぞれ独立した運営である。だが、二ヶ月に一度合同の検討会を開催し、お互いに切磋琢磨している。二位の静岡県立がんセンターは、平成一四年九月に総事業費五八〇億円を投資して開院した新病院である。施設・設備とも最新鋭で、「医療事故・ミスの防止策」が高得点となる。

佐原病院では、「安心できる地域医療」を病院憲章の一つにして努める。毎月、医療安全管理委員会およびリスクマネージメント部会を開催し、事故防止の徹底に努めている。事故防止報告書・インシデントレポートについてはささいな事故についても報告して、内容を分析し、原因を究明して事故防止に万全を期す。病院全体として安全管理に取り組む。

佐原病院は過疎地の二四一床の小さい病院である。全国一一位はできすぎる成績だろう。竜院長を中心に病院が一つになるとき、病院は変わる。竜院長が言うなら、竜院長がやるなら、私も頑張ろうと続く。最初は一人でも本気で取り組めば、病院は変えられる。そのよい見本が佐原病院である。やはり組織が輝くにはトップの責任は大きい。

がん治療の実力病院　一八位

平成一六年一二月五日、日本経済新聞社は日経メディカルと共同で実施した「がん治療の実力病院　全国調査」の結果を公表した。がん治療を行う全国の主要病院を対象にして、二三三病院から回答があった。肺・胃・肝臓・直腸・結腸・乳房の六種類のがんを調査する。医療の質評価の一般的な指標である「過程」「構造」「治療成績」の三部門に分ける。医療の質は患者が病院を選択するときの重要な要素となる。

医療の質を高める取り組みの充実度を示すのが、過程部門である。過程部門の主な質問はがんの告知、診療情報の開示、セカンドオピニオンの対応、治療成績の公表などである。

過程部門の第一位は岩手県立中央病院（盛岡市）と取手協同病院（茨城県）である。千葉県からは第一二位に旭中央病院、第一八位に佐原病院が健闘している。がん専門病院でない、地域医療を支える佐原病院が一八位にランクイン、はなばなしい功績である。

がん告知は小児病院を除いて全施設で実施し定着する。だが、三二・九％の病院は医師の判断にゆだねている。病院によりまちまちの対応である。佐原病院では病院全体の方針として統一している。

院内がん登録は治療レベルの向上に必要であるが、三四・五％の病院しか実施していない。がん患者の追跡調査は法的に整備されていない。がん登録が行われないと、追跡調査ができず五年生存率なども正確に把握できない。佐原病院では竜院長の判断ではじめる。佐原病院は地域医療を担うので生涯通院する人が多く、治療状態や死亡に至るまで、患者の一生を佐原病院で把握できる。そこで術後患者の追跡調査が正確に実施され、五年生存率などの治療成績が把握できる。なおこの調査結果は日本経済新聞社より、『がん治療の実力病院』として出版されている。

業務改善と経営改善

経営改善を期待されて佐原病院に送り込まれた竜院長である。だが、「経営改善は二の次で業務改善が先で、患者をどうやって満足させるかを考えれば経営改善できる」との信念で管理運営にあたる。千葉県庁からは何度も強く経営改善を求められていた。しかし、業務改善し医療の質が向上すれば、自然に経営改善すると信念を貫く。患者にメリットがあるか、患者が満足できるかを、徹底的に追求する。

さらに「経営改善のために治りやすい患者だけを診るやり方は地域病院ではだめだ。それでは地域の人の信頼を得られない」と続ける。業務改善については、カルテ開示やオーダリングの導入、病診連携などで触れてきた。佐原病院における竜院長の経営改善の実績についてみよう。

病院の診療レベルと健全経営を推測するのに病床利用率がある。病床利用率は八〇％以上で合格であろう。佐原病院では平成一一年度八二・三％、一二年度八二・一％、一三年度九三％、一四年度九〇・二％、一五年度八九・九％と推移する。六年間の平均でも八七・二％と非常に高い病床利用率となっている。竜院長就任直前の平成一〇年度七五・一％と比較すると、竜院長のもとに高レベルで維持していたことが理解できる。

なお一一年度、竜は医療局長で、一二年度から一六年度までが院長である。年間平均で九三％ということは、正月もあるので忙しいときベッドは一〇〇％ふさがり、午前中に患者が退院し、直ちにベッドメーキングして午後患者を入院させる綱渡り状態もあった。

病床利用率の高低は病院経営を直撃する。入院収益は外来収益の二倍以上で、医業収益のかなりの部分を占める。佐原病院一三年度の入院収益は二四億七一三二万円で、外来収益一〇億六四九六万円の二・三倍である。一四年度をみても二・三倍と変わらない。だから病院の経営面からも、病床利用率の向上が強く求められる。

佐原病院の決算から平成一〇年度の純損益をみると、八億六七一二万円の大赤字である。竜院長時代の一二年度はマイナス四億三七〇三万円、一三年度マイナス二億五二九〇万円、一四年度マイナス三億三六七二万円、一五年度マイナス一億五九八万円、一六年度マイナス二億九〇九一万円となっている。竜が病院長就任前の三カ年平均は六億七〇七九万円の大赤字である。それが竜院長の五カ年平均は三億八六八八万円の赤字で終わる。竜院長は佐原病院の赤字を大幅に改善する。竜院長の転勤後、一七年度はマイナス五億六一四八万円、一八年度はマイナス八億四五二

千葉県立佐原病院での功績

年度	外来患者日平均（人）	入院患者日平均（人）	病床利用率（%）	医業収益（千円）	医業費用（千円）	純損益（千円）
平成９年	578	167	73.4	3,482,654	4,671,003	－584,323
平成10年	581	171	75.1	3,481,009	4,789,116	－867,126
平成11年	575	187	82.3	3,612,604	4,859,946	－560,936
平成12年	549	186	82.1	3,447,043	4,727,259	－437,037
平成13年	565	211	93.0	3,604,085	4,741,196	－252,906
平成14年	548	205	90.2	3,573,849	4,831,445	－336,725
平成15年	528	204	89.9	3,678,689	4,641,439	－105,982
平成16年	480	202	85.4	3,566,713	4,460,993	－290,918
平成17年	470	193	81.5	3,523,707	4,442,978	－561,483
平成18年	340	171	72.1	3,035,473	4,261,679	－845,242

平成11年千葉県立佐原病院医療局長に就任、12年病院長就任、平成17年千葉県がんセンター長へ就任（「佐原病院の歩み」より）

千葉県立佐原病院純損益の推移

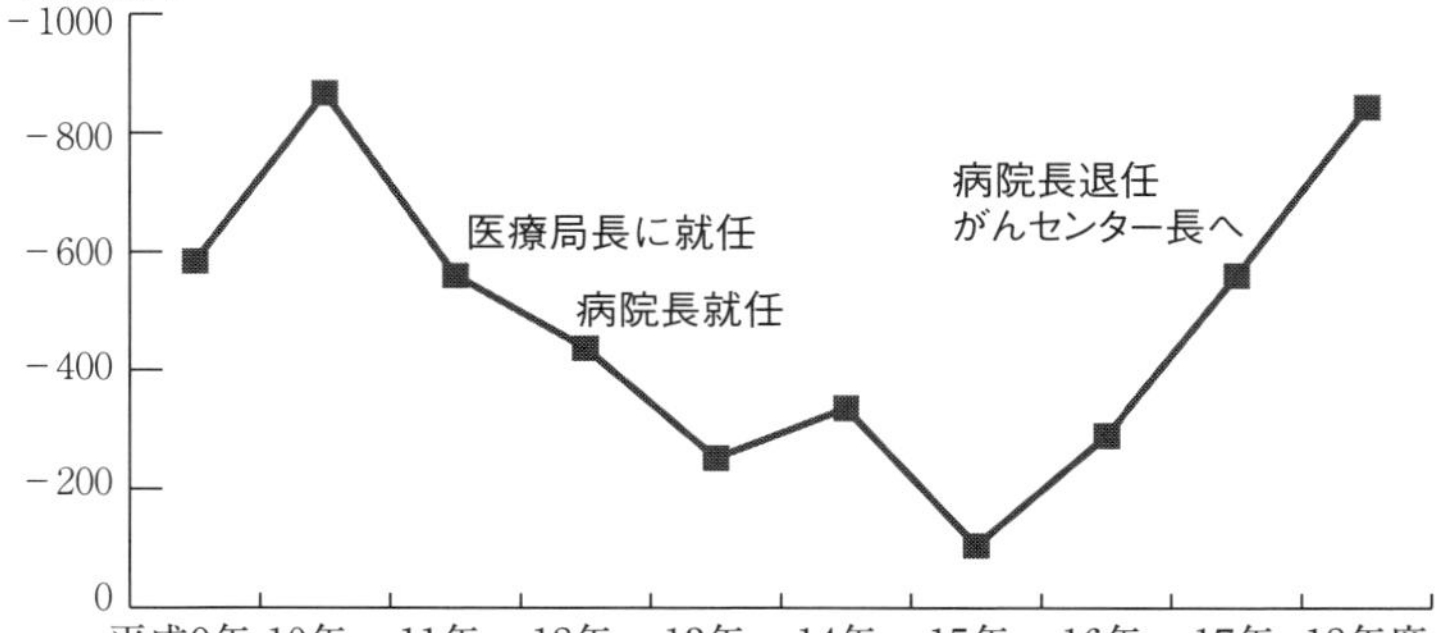

四万円と再び大幅な赤字に陥っている。

竜院長をもってしても佐原病院を黒字経営に転換できない。平均病床利用率九〇％前後でも黒字にできない理由は何だろうか。

地域医療を担う公立病院は黒字経営が困難だということは確かである。全国の公立病院の六六・五％（平成一七年度）、七七・二％（平成一八年度）が赤字という実情がある。公立病院は立地条件を選べず、救急医療など不採算部門からの撤退も許されない。国の医療費締め付けが厳しいため、民間病院でも赤字経営が増加している。

二四一床の佐原病院は中途半端な規模である。地域の中核病院として整備再編する必要がある。最先端医療設備を整備して、地域医療ネットワークを構築し、最先端医療設備を有効利用する必要があろう。竜院長の五年間ではそこまでは不可能であった。

佐原病院の医業費用から医業収入を引くと毎年約一一億円の赤字となる。自治体病院には診療内容に応じて国からの交付金と国庫補助金が支払われる。佐原病院の交付金は一三年度一〇億四七九五万円、一四年度一〇億七七八七万円、国庫補助金は一三、一四年度ともに一〇六八万円である。医業費用と医業収入の差が交付金の範囲内であれば黒字になる。一三、一四年をみると近い数字になっている。

佐原病院では借入金の利息の支払いが、一三年度一億三五九六万円、一四年度一億三〇六七万円と大きい。赤字分を借り入れた返済金の支払いや、平成八年に完成した新館総工事費四三億三〇一二万円の返済金が重い負担となっている。全国的にも公立病院の高い建設費が借金として残り、多くの公立病院が赤字経営で苦しむ要因となっている。首長や議員のお手盛り計画になりやすく、公立病院の建設費は民間病院より高い傾向にある。

医師・研究者としての歩み――•

臨床研究と発表

「創意工夫と努力で、現場の臨床医でも臨床研究は可能だ」と、竜院長は自信をもって話す。論文執筆、学会発表、研究会講演、講演会出席など数々の実績が証明している。

例えば平成一五年の実績をみると、論文だけで一六本を発表する。タイトルから内容を理解するのは無理でも、どのような研究かは想像できるだろう。「胆と膵」という専門誌には、「十二指腸乳頭部腫瘍に対する膵温存十二指腸分節切除」「肝胆膵の解剖を見直す」「術後胆管狭窄に対する外科治療」を載せる。「新医療」には、「肝臓領域の手術において3D画像は今や不可欠」、また「手術」には、「新しい肝区域概念に基づいた肝前腹側上亜区域切除」、さらに「病院新聞」には、「今の医療に必要なもの―病院再編とIT化が不可欠」を執筆する。

学会発表は国内外にわたり二三回に及んでいる。第一五回日本肝胆膵外科学会で、「手術前立体画像によるシミュレーションを応用した合理的肝、胆嚢がん手術」「新しい肝区域分類に基づいた拡大肝後区域切除」などを発表する。「新しい肝区域分類の提案と肝切除への応用」を第一〇三回日本外科学会定期学術集会で発表する。立体画像を応用して新しい手術法を開発している。

平成一五年を選んだ理由は、第六五回日本臨床外科学会総会における「高齢者癌患者（八〇歳以上）の手術に対する検討」を紹介するためである。日本の高齢化が問題となっているが、過疎化が進む佐原病院の患者は高齢者が多い。そこで平成に入ってからのがん患者をすべて登録して、八〇歳以上のがん患者を治療することに意義があるかを検証する。高齢だから手術は無理だろうと感覚的に考察しても、実証的な研究は世界でも例がないだろう。研究成果を英文にまとめ、アメリカの業界誌にも発表する。

八〇歳以上のがん患者を手術するには三つの条件が必要で、条件をクリアしたときに手術をする意味があるとした。一つ目は患者に生きる意欲があること。二つ目は治療できちんと切除できること。三つ目は患者の面倒をみられる人がいることであった。今後迎える超高齢化社会のがん治療に貢献するであろう。先見の明がある高齢者医療の提案で、世界に通用する大事な臨床研究である。

大学の研究者の中には、「基礎研究が本当の研究である」と臨床研究をバカにする人がいる。「そんなことはない。臨床研究こそが人の役に立つ研究である」と、竜院長は胸を張る。

竜院長は学会で座長や司会を数多く務めるなどの活躍をしている。やはり平成一五年に限り紹介する。第三八回日本消化器画像診断研究会で座長、第三九回日本腹部救急医学会総会でコメンテーター、第八回二一世紀外科セミナーで座長、第一〇三回日本外科学会学術集会で座長、第五八回日本消化器外科学会でコメンテーター、第二回消化器低侵襲治療研究会で座長、第三九回日本消化器画像診断研究会で司会を務める。学会や研究会で、竜院長は毎年同じように活躍している。毎年の研究発表を紹介する必要はないだろう。

『がん告知』

竜院長はまわりの医師や看護師などに執筆を勧めたが、自らもたくさんの論文や書籍を執筆する。素人の著者には理解できない論文や書籍もある。ここでは、佐原病院長時代に出版した二冊の書籍はどうしても紹介したい。竜院長の医療の姿勢が凝縮しているからだ。

一冊目が『がん告知—患者の尊厳と医師の義務』で、医学書院から平成一三年一月に出版する。大腸がんの名医といわれた寺本龍生《たつお》（元東邦大学医学部教授）と共同の編著である。竜院長のほか三二名の共同執筆でまとめている。医師の側から患者に歩み寄り、がん告知問題を書籍にまとめ世に問う意義は大きい。

不治の病とも恐れられるがんの告知は難しい。医師による詳細な説明が求められる時代である。告知は義務だからと、医師の責任逃れのような告知はアリバイ証明に過ぎない。「がん」と宣告された瞬間、頭が真っ白になる。パニックとなり説明が理解できなかったという患者も多い。生身の人間である患者へのがん告知は、医療者にとっても困難な問題である。

医療は患者と医療者の共同作業である。共同作業は告知からはじまる。「正確な病状告知して、患者さんの意志にもとづき治療が行われるべきであります。しかしながら患者さんの病状や性格、家族環境などに応じてどのように告知をすすめたらいいか、われわれ医師にとって大きな課題」だと、「発刊にあたって」で竜は告知の重要性を指摘する。よい医者の条件の一つは患者にわかりやすい説明ができるかである。

がん告知の方法論、インフォームドコンセントはどう行うべきか、様々な症例をもとに検討、総括する。がん患者の人権を守るために、がん告知のガイドラインをまとめる。

基本的には十分な説明と同意にもとづく治療である。正確な情報を示したうえで、こういう手段で患者の命をお救いする、一緒に戦いましょう、一生懸命に治しますという姿勢で説明することが重要である。

しかし、国民の敵であるがんは一筋縄で対処できる病気ではない。早期がん、末期がん、再発がん、進行がんなど、がんは個性豊かでみな違う。また患者も子供、若者、働き盛り、高齢者と様々である。さらに考え方や性格、生き方も違う。

がん告知の原則、実際の告知と問題点、困難例にどのように対処するか、臨床経験豊かな医師たちのにじみ出るような努力の結果である。医師、法律家、看護師による、新たな時代の医師と患者の関係を構築する実践的な指針を提示するものだ。そういう意味でも類例のない書籍で、がんの告知問題に大きな貢献をする。

とくに竜院長を喜ばせたのは、日野原重明（聖路加国際病院名誉院長、聖路加国際メディカルセンター理事長）による『がん告知』の推薦文の執筆である。超多忙な日野原氏は患者に寄り添う医療、患者本位の医療を信条にしている。面識のない日野原氏が丁寧な推薦文を書いたことは、竜やその仲間たちの真摯な診療姿勢を患者本位と認めた証明である。

肝臓の新治療法

紹介すべき二冊目の書籍は、平成一六年一〇月、竜院長を中心として佐原病院外科と千葉大学先端応用外科学（前第二外科）がまとめた、『肝臓の外科解剖』（医学書院）である。肝臓の手術法を変える歴史的な発見が記載される。人体最大の臓器である肝臓は、クイノーの肝臓区域分類（8区域に分類）を基準としてきた。しかし竜は、新しく門脈前区域を腹側と背側に分けて肝臓を左右対称にとらえた。世界中に影響する研究発表である。肝臓に流入する血管は二本ある。一本が肝動脈で、もう一本が門脈で腸管から栄養を肝臓に運ぶ。

マルチスライスＣＴやヘリカムＣＴで撮影し、新しい肝臓解析ソフトを利用して、肝臓の立体画像を日々検討した。権威・基準とされる肝臓のクイノー区域分類と患者の肝臓解剖が一致しないことに気づいた。教科書が違っていると疑うことになる。しかし、何度も検討した結果に間違いない。門脈前区域はＰ８とＰ５に二分岐せず、腹側と背側に分岐している。また主肝静脈は区域と区域の境界を走行していない。腹側区域と背側区域の間に必ず静脈が走行している。

肝臓左側の切除はすべての流入枝がグリソン一括で肝外処理できたが、右側が困難であった。だがこの発見によりすべての流入血行は肝門部から処理することができ、その阻血範囲のみを切除すればよいことになる。手術時間は半分になり、輸血なしで手術が可能となる。大小の血管が複雑に入り組む肝臓の手術は出血との闘いともいわれる。大きな壁を乗り越え、合併症をみごとに激減させる。手術中のエコーの応用から発展してきた肝臓外科が、術中エコーを必須としないようになる。

竜院長は『肝臓の外科解剖』序のなかで、「われわれの新解剖の普及により、肝臓がんの治療が容易となり、多くの患者さんが救命される」ことが念願と述べる。英語・中国語・韓国語に翻訳され、海外でも評価の高い書籍となる。医師が臨床と研究を両立させることは困難である。しかし竜院長は両立させた数少ない医師の一人である。臨床研究を心がけ常に学会発表や論文執筆を継続して行う。

竜院長は医療の原点を徹底的に実践した結果、より簡単でより安全な肝臓外科へと新たな時代を切り開いた。世界をリードする肝切除術式として確立し、肝臓がんの治療法を体系化する功績である。「佐原から、千葉から日本のがん治療を変える」と力を込めて話す。竜院長の言葉はいつでも本気である。なお『肝臓の外科解剖』は平成二三年一〇月に大改訂した第二版が出版されている。肝門板の新たな視点と腹腔鏡下肝切除を加え改訂される。

渾身の力で地域医療

佐原病院時代、竜院長が世に問う『がん告知』と『肝臓の外科解剖』の二冊の書籍は、医療の歴史のなかに燦然と輝くもので、いつまでも光を失わない。

あえてもう一冊追加するならば、発行は平成一七年四月と千葉県がんセンター長に就任後となったが、『臨床に役立つ消化器立体画像のつくりかた』（編集共著　医学図書出版）がある。医療関係者には実戦的で役立つと評価の高い著書となっている。

消化器外科医として、院長として、学会や研究会の座長として、常に竜院長は全力投球で挑んでいた。病院長でありながら、早朝に全病室を回り患者の顔をみて励ましの握手をする。そうすると様子がおかしい、具合が悪そうだとピンとくる。そんな場合は電子カルテを確認し、すぐに主治医と相談する。

誰よりも早く朝六時に出勤して、遅くまで残る。上下の関係なく職員の話をよく聞き、患者の顔色まで知っている。医師も看護師も「今までこんな院長はいなかった」と驚く。少しずつ職員に受け入れられ信頼されていく。実に多忙であり、一日一四時間も働く日が多かった。医師はほんとうに頑張って働いており、医師の長時間労働には驚かされることが多い。

竜院長は自宅に帰らずに、院長室のイスで寝ることが度々あった。見かねた職員が、「イスで寝るのは体に悪いですから」とやさしく注意する。山男の竜院長は、「僕はどこでも寝られるから大丈夫」と意にかえさない。その職員は黙って院長室のイスをソファーベッドに買いかえた。少しでも楽に寝てもらいたいからだ。

与えられた環境や条件において、高い志をもち全身全霊で地域医療に取り組む。結果、佐原病院を全国の病院ランキング上位にするほど発展させた。たとえ一人であっても本気で取り組むと、同調する仲間がふえ、やがて病院全体が変わる。竜院長の活躍はそのよい見本であり、功績は特筆されるべきだろう。

第2部

高度専門病院への挑戦

千葉県がんセンターの改革――●

千葉県がんセンター長公募

竜を評価し応援する人は少なからずおり、「竜をがんセンター長にして、千葉県がんセンターを変え、そして千葉県医療の改革をさせたい」と考えていた。

千葉大医学部山岳部の四年先輩である崎山樹も竜を応援する一人である。崎山氏は千葉県がんセンター長を務め、千葉県の初代病院局長である。崎山は竜をがんセンター長に推していた。その後、崎山が病院局長になったのも、竜をがんセンター長にすることが目的の一つである。崎山は一流の研究者である。研究に専念し、病院管理を竜に託したかった。

竜のセンター長就任には、次期センター長をねらう人などから、「田舎病院の院長ごときが」とたいへんな抵抗がある。

竜院長は佐原病院から千葉県がんセンターをみていて、患者を第一に考えないある外科医（病院幹部）の事例を目にした。最後には「いろいろうるさい。私はもう診ない」と胃を全摘した患者をがんセンターから追い出してしまう。その胃がんの患者は佐原病院で受け入れた。一つの方針でまとまらず、個人の都合を優先させバラバラに対応している。

竜院長は「千葉県がんセンターの古い体質を変え、県民に開かれたがんセンターにしたい、俺がトップとなりやらなければ」と意欲が巻き起こる。千葉県の医療を守り育てるには、佐原病院の院長で終わることはできないと痛感する。

そんなとき、堂本暁子千葉県知事は、「千葉県がんセンター長は全国公募で行う」と決める。竜はセンター長に応募することを決意する。なんと推薦文を竜が自分で書き、自分で自分を推薦する。

センター長の選考は最終的に千葉県がんセンターの消化器外科部長と竜との一騎打ちになる。千葉大学医学部長・千葉県医師会長・大槻千葉県副知事・崎山病院局長と、そうそうたる顔ぶれの四名の選考委員を前にプレゼン（意見や考えの発表）を行う。自分の実績を説明し、千葉県がんセンターをどう運営するか、千葉県の医療をどうしたいかを発表する。竜はプレゼンを次のような趣旨で発表する。

「戦略なき千葉県がんセンターとなっている。千葉県がんセンターが千葉県内の病院の規範となり、データを集めきちんとしたエビデンスをだしていく。がんの治療法を統一して、誰もがわかり、納得できるものにして結果を公表していく。高度かつ先進的ながん治療を行い、成果を県内全体に広げて、より開かれたがんセンターにしたい。専門看護師・認定看護師を育成し、薬剤師はがんの専門家として育成する。職員の役割をはっきりさせ、がんの専門病院としてステップアップさせていく」

選考委員会の結果は、選考委員四票がすべて竜を支持する完全勝利で、竜の千葉県がんセンター長就任が決定する。千葉県立佐原病院長から県立病院のトップ千葉県がんセンター長に就任という初めての人事が実施される。

千葉県がんセンター長就任

平成一七年四月、竜崇正は「千葉県がんセンターを変えてみせる。千葉県の医療を守り育てる」と決意し、センター長として乗り込んでいく。迎える職員は「怖い人が来る」「肝臓がんの名医」などと評判が渦まき注視する。

千葉県がんセンターは千葉県民の念願により、がんの征圧を目的にがんの診療・研究のために設立された。国立がんセンター、愛知県がんセンターに次いで、日本で三番目に開院したがん専門病院である。設立母体は千葉県で、千葉市の東南部に立地し、昭和四七年一一月に二〇〇床で開院する。全国でも非常に早い時期に、千葉県はがん対策に取り組んだ。

平成二六年、千葉県がんセンターの総ベッド数は三四一床の規模で、集中治療室一一床、緩和ケア病棟二五床を設備する。竜の就任した平成一七年度末の医師数は六四名、看護師は二四三名、総職員数で四〇八名である。医療局・看護局・研究局・事務局の四部門で構成される。

竜センター長は外来診療を週に二日担当し、一外科医として現場を理解しながら、トップとして病院の改善に取り組む。執刀は信頼する部下に任せ、手術室に入ることを少なくする。佐原病院長時代は大学附属病院でも手術不能ながん患者を執刀していた。だが、竜は六一歳六か月となり、得意な手術を控えてもがんセンターの改革や診療レベル向上に心血を注いでいく。

竜センター長は医師全員と個別面談を次々と行う。がんセンターの新方針や姿勢を説明し、医師のやりたい医療や考え方を聞き意思の疎通をはかる。同時に看護師・薬剤師・検査技師など、がんセンターの全セクションと面談する。意見交換をして竜センターの考え方を説明する。時間も労力も必要とする職員との面談だが、「今度のセンター長は違う」と職員に思わせる。センター長面談は一回だけでなく複数回行う。

竜センター長の朝は早く、佐原病院時代と同じ六時に出勤する。電子カルテシステム導入後は、まず電子カルテをざっとながめ、気になる患者をチェックする。七時から病棟を回り入院患者の様子を見ながらあいさつし握手する。一日で二〇〇名ほど、最低でも半数の入院患者の顔を見るので、二日がかりで全病棟を見て回る。

最初、入院患者はセンター長の出現にあっけにとられている。慣れるとメモをして疑問や意見を言うこともある。直接患者の意見や考えを聞ける。不安でいっぱいの入院患者に、笑顔で接し安心感を与える。気になるがん患者を目にすれば、主治医に「治療は順調なのか、なにか問題はないか」と確認する。

八時三〇分ごろ病棟から戻ると、必ず看護局長室に行き山田みどり看護局長と二〇分ほど話し合う。看護師の考えや動きもよくわかり、看護師はセンター長に意欲的に協力するようになる。話すことは大事である。そして九時にセンター長室に戻り、センター長の本来の仕事がはじまる。

竜センター長はがんセンターの理念を新しく「心と体にやさしいがん医療」と決める。今までやってきたことで、がんセンターにふさわしいキャッチコピーはこれしかないと判断する。医療に患者の心は見落とされがちだが、心の問題は重要で治す支えにもなる。

単純明快な理念を旗印に、がん医療レベルの向上と、チーム医療の推進と業務改善に取り組む。心を重要視したキャッチフレーズは、患者のためにどうすればよいか迷っていた職員の心に響いた。「赤字で何をやっているんだ」と批判されて、閉そく感のあった職員に一筋の希望を与える。

千葉県がんセンター基本理念は、理念のほか「基本方針五項目」と「患者さんの権利七項目」で構成される。新しい基本理念は平成一七年一二月のセンター会議で決定し、正式な制定は一八年四月一日のことである。

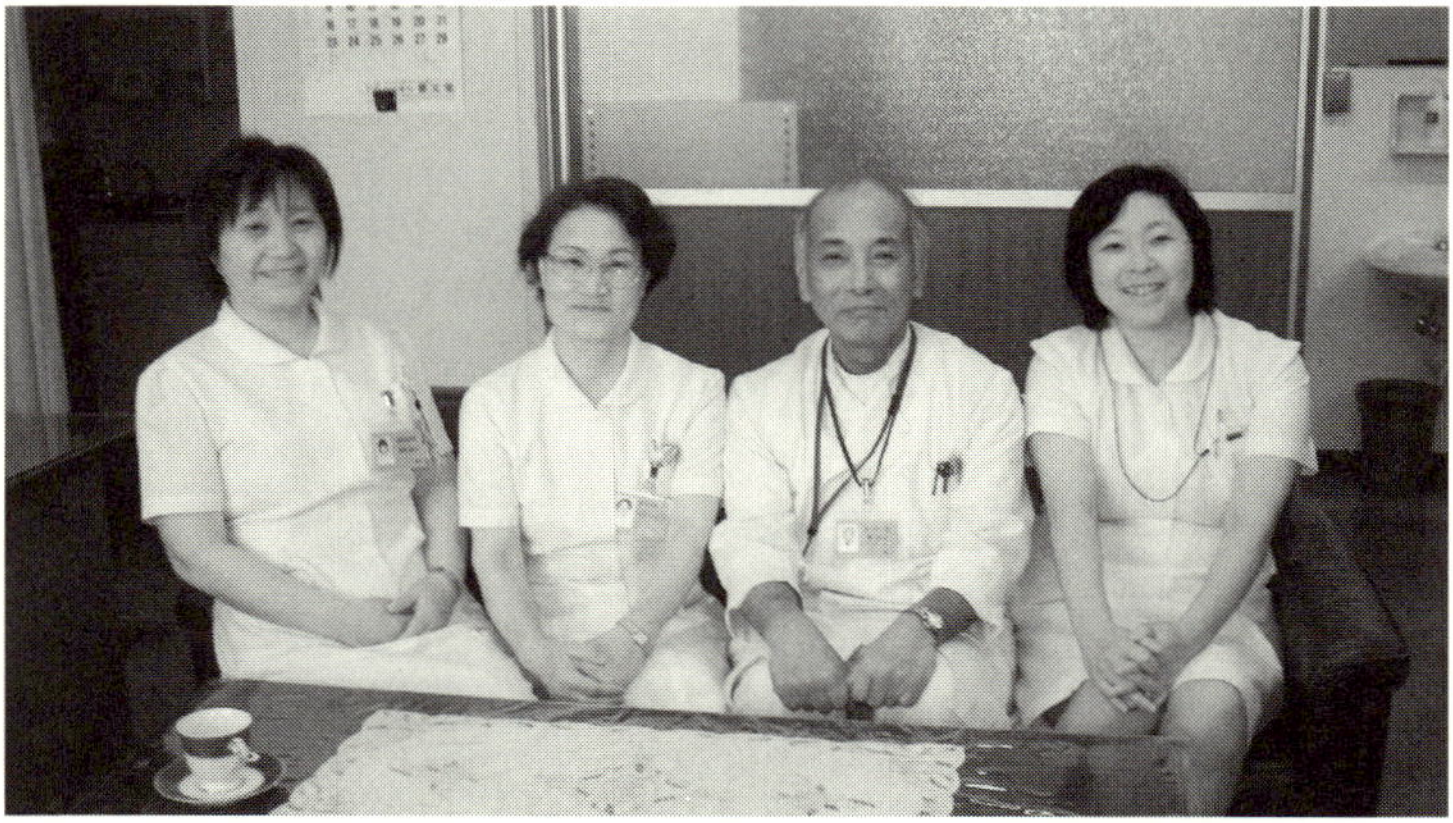

ともに改革を進めた茅野副看護局長、山田みどり看護局長、中島副看護局長（左から） 2007年

三つの新方針

竜センター長の就任当時の千葉県がんセンターは、再来の外来患者であふれ、新規患者の治療方針決定までに一月も二月も要することがあった。治療を終えた再来患者の予約で画像検査などがいっぱいである。新規患者の検査予約は半年も先になる。新規患者の画像検査が急がれるときは、緊急対応か予約外対応で行っていた。

外来診察日や手術室の枠は診療科ごとに決まっている。がん患者を少しでも早く治すため、毎日外来診療を行い、毎日手術する。診察当日に検査を行い、診察当日に治療方針を提示すべきと、竜センター長は決意する。早期診察・早期治療はがん患者の希望であり、がんセンターの役割である。ほとんどが紹介患者で検査データもある、不足する検査だけを行えば当日の治療方針の決定は可能と判断する。

患者の視点による診療体制に見直して、強いセクショナリズムをなくす。優秀な職員の能力を発揮させる。そのために竜センター長は最初に三つのことを行う。

「診療機能強化委員会」と「診療プロトコール開発管理委員会」（現在は化学療法レジメン管理部会）の設立である。もう一つはＩＴ化（電子カルテ導入）を進めて、がんセンターを生まれ変わらせ、医療の安全性透明性を向上させる。この三つは病院経営戦略として、センター長に就任した四月に新方針として提示する。

もう一つ竜センター長は、会議をなるべく少なくし、短時間で終えることを心がける。会議は多く開いても何も決まらない。会議を少なくし、むだな会議はやらないと決める。竜の退官後、会議がずいぶん増加したと言われる。何ごとも会議で決定すれば、個人の責任が問われなくなる。またトップが決断し責任を取る覚悟がないと、何度会議を開いても肝心なことが決まらない。

抵抗勢力の懐柔

プロトコールの整理登録も診療体制の見直しも、全診療科から協力を得ないと成功しない。しかし、改善はマンネリ化を打破し、慣れ親しんだものを変革することである。決して順調な行程ではない。「竜センター長を辞めさせろ」という投書が県知事へ次々と届いていた。改善の一番大きな抵抗勢力は竜センター長の出身母体である消化器外科である。

消化器外科部長は、「センター長より消化器外科部長の方が実際の運用上の権限をもっているから、消化器外科は別にやらせてもらう」と、改革に協力しない。「消化器外科部長が一番偉いのだな」と、竜センター長は念を押す。「そうだ消化器外科部長だ」と部長は言い張る。「それならわかった」と、竜センター長はいったん引きさがる。

消化器外科だけ例外を認めることはできない。竜センター長は荒業にでた。千葉県庁と協議をしたうえで、診療部長を一席新設し、計三席とする。三名の診療部長は医療安全担当、広報担当、教育研修担当に分ける。

そして消化器外科部長を一つ上のポスト診療部長に任命した。昇格に異議はなく、怒る人もいない。空席となった消化器外科部長は竜センター長が自分で兼務する。「消化器外科部長が一番偉いなら、これからは俺の言うことを聞け」とくぎを刺すことも忘れなかった。

竜センター長の消化器外科部長の兼任は半年間にわたる。その間、消化器外科を直接主導する。部長の後任候補と徹底的に議論し、個人の思い込みではなく透明性を重視しオープンな運営方針を確認する。外枠となる運営方針を確認すると、安心して消化器外科を後任の山本部長にすべて任せる。こうして消化器外科を含め、全診療科の協力を得て、業務改善は成功の道を歩み続ける。

千葉県がんセンター例会の開催

各診療科ではお互いに何をやっているか分からないような状態であった。病院内のセクショナリズムをなくし風通しを良くする。何をやっているか、何を研究しているか、お互いに理解する必要がある。診療成果、研究成果を学問のレベルに高め、発表する研究会の場として、千葉県がんセンター例会を開催する。どのような意図で診療を行い、結果はどうであったか院内で発表する例会を始める。全診療科・看護師・薬剤師・検査技師など、すべての職員が対象である。一年に一回、土曜日に例会を開く。

例会に発表しないというA診療科があった。竜センター長は、「例会に発表しないなら、がんセンターでは働けないよ」と、何度もA診療科部長を説得した。しかし、「やらない」と、A診療科部長は竜センター長の説得に応じなかった。大きな手術は自分がやっているので、自分がいなければ病院が困るだろうという読みやプライドもある。病院が一致団結して診療レベルを向上させるため、例外は認められない。竜センター長には妥協はなく本気だと分かると、A診療科部長はがんセンターを辞めることを選択する。

A診療科部長の辞めた後、なかなか補充はできなかった。竜センター長は、「A診療科の手術件数は少ないのだが、大きな手術が多いためか、手術時間は長く、合併症も多くトラブルもある。手術件数が減るのはしょうがない。どうしても手術が必要なら千葉大にでも送ろう」と判断する。

がん患者が増加している診療科は医師をふやし、診療体制を強化しなければならない。患者を集めているところに人員をふやし診療体制を強化する。人員の固定はかえって平等でない。人員や体制の固定はありえない。

診療機能強化委員会の設立

千葉県がんセンターに紹介されただけで、患者は驚きや不安におびえる。人生最大の危機だ、恐怖につぶれそうになっている。患者を救う最大のサービスは、がんとなった患者を少しでも早く診断し治療することである。診療体制を見直し強化するため、さっそく診療機能強化委員会を設立する。丸岡正幸泌尿器科部長を委員長とする。

診療科ごとに外来診察日や手術日が固定していた。たとえば手術件数のもっとも多い消化器外科では、月曜・水曜・金曜が外来診察日で、火曜・木曜が手術日と決まっていた。それを外来初診も手術も毎日実施する体制に変更する。千葉県がんセンターは急性期医療に専念すべきで、本来の役割を効果的に発揮するためだ。

外来は再来患者で混雑していた。がんセンター開院以来の患者が経過観察などであふれている。がんセンターでは新患のがん治療が急務なため、予約の申し込みから一週間以内の診察を決める。治療を終えた再来患者は他の病院に振り分けることにする。患者が多ければよいというものではない。地元病院や診療所などで診るべき患者は、病診連携（病院と診療所の連携）をはかるべきとする。限られた医療資源を効率的に利用しなければ、日本の医療は近い将来破たんする。

時代とともに増加するがんの種類は変わる。また手術から内視鏡へと治療法も変わっている。ところが診療科ごとの手術室の枠が過去に決めたまま固定している。平成一七年四月から七月の手術室の利用実態を調べる。七つの手術台は平均稼働率五四％で、「忙しい」と言っている割には稼働率が低い。手術は月曜に少なく水曜に多いなど曜日により差があった。一〇〇％使用している診療科もあれば、手術室の枠だけ確保して使用していない診療科もある。手術と手術の間隔九〇分以上が三六％ある。

利用実態調査に手術室の看護師は驚き、「私たちはもっとできる」と発奮する。数字で示すことで手術室の診療科枠を打ち破り、効率的な運営に変える。手術で使用する機械器具は倍の数量を用意させる。手術管理に関しては、麻酔医の手術管理部長に権限を持たせて管理する。

また病棟のベッドも診療科別で厳格に決まっていた。病棟部長・病棟医長を新設し、入院患者の受け入れを診療科の枠にとらわれず、必要に応じて柔軟に運用する。空いているベッドの有効利用をはかる。その他の見直しとしてはクリニカルパス（治療計画）により、診療科ごとに診療内容の統一を行う。

診療機能の見直しは平成一七年六月を目標にしたが、すべて終わるには秋までかかる。どの病院よりも早く治療・手術できる体制を確立することが竜センター長の目的である。平成一六年度の新規外来患者四四四〇名が、一七年度は五〇七六名と一四％増加する。一六年度の手術件数二〇三二件は、さっそく一七年度に二五三七件と二五％も増加する。一八年度二六〇七件、一九年度二八三五件、二〇年度二九〇四件と右肩上がりで増加する。手術数の増加はそのまま患者サービスにつながり、患者の信頼を得たことの証明である。

診療プロトコール開発管理委員会の設立

千葉県がんセンターだけでなく、多くの病院では抗がん剤などの化学療法のやり方が診察した医師によって違っていた。抗がん剤治療は医学部の授業でほとんど教えず、各病院で先輩医師からの伝承で行われていた。だから同じ病院でも医師により抗がん剤が違い、治療成績はどこにも公表されない。

お互い何をやっているかわからず、また俺の患者に口をだすなという雰囲気がある。がん専門の個人商店の寄せ集めのようである。個人診療では勘違いも間違いもある。これでは千葉県がんセンター全体として機能しない。チーム医療でなければ、診療レベルは向上できない。抗がん剤治療は高い診療技術が必要である。投与量が多ければ生命の危機となり、逆に少なければぜんぜん効かない。副作用への対応も必要である。がんセンターとして統一した最善の治療方針を決定しなければと、竜センター長は考える。

プロトコールは化学療法のがん治療をいうが、プロトコールが決まっていない。国立がんセンターなどの研究に参加している症例だけがプロトコールを決定していた。四五〇種類のレジメン（抗がん剤の種類や投与量などの計画治療法）が存在し、同一レジメンでも複数の投与方法があった。

がんの化学療法の標準化を目的に、診療プロトコール開発管理委員会を、平成一七年四月に設立させる。木村秀樹呼吸器科部長を委員長に、各診療科・看護部・薬剤部から委員を選出する。委員長は学問的にもすぐれ、改革の意欲がある。診療科の枠を越え、病院全体の合意にもとづく医療を実践する。プロトコールを整理して、関係職員が治療法を理解できるようにと、竜センター長は意欲的である。

臓器別に治療の現状と問題点、治療法の妥当性、将来展望などを検討する。使いたい抗がん剤の根拠や使用法は論文で提出させる。やりたい治療があるなら論文で根拠を示し発表しなさいと指示する。プロトコール講演会は平成一七年九月から一般公開し、他の病院関係者にも参加を広く呼びかける。

各診療科の疾患別統一プロトコールは登録を終える。がん治療全体のレベルアップには、治療成績の検証と不必要な治療の排除を必要とする。胃がんのこういう症例にはこの抗がん剤を使用する、肝臓がんのこういう場合はこの抗がん剤を使用すると、すべてのがんに対して同委員会で決定させた。薬剤の希釈液を統一し、輸液投与速度や投与時間などの投与方法も統一する。同委員会で認めた抗がん剤以外は使用しない。

抗がん剤治療が標準化していれば、看護師もどのような副作用あるか事前に把握できる。薬剤師も何が必要か対応できる。「薬剤管理がしやすくなった」「レジメンの内容や根拠がわかりやすい」「患者さんに指導しやすくなる」「レジメン別の副作用の予測・観察がしやすい」「医師との情報交換が容易になった」など、抗がん剤治療の標準化は看護師の評判がよいことがアンケート調査で確認された。

プロトコールを統一したことにより、次の電子カルテの導入につながる。登録したプロトコール以外オーダできないようにして、手入力は認めなかった。手書きのオーダを認めないで、電子カルテで選択しオーダする。医師は画面にでてくる標準治療法をポンと押すだけで治療法を選択できる。

成果は形に――●

『がん診療ハンドブック』の出版

手術、放射線、化学療法などがんの専門的治療方針を検討した三年余りの努力の結果は、平成二〇年七月に『がん診療ハンドブック』として永井書店より出版される。竜センター長が監修を行い、木村診療プロトコール開発管理委員長以下委員会の功績で誕生する。

竜センター長は、『がん診療ハンドブック』の内容を、「発刊にあたって」で次のように説明する。

「標準治療、先進治療、緩和医療を明らかにして、それぞれについての現在あるべき診療のガイドブックとして企画されました。（中略）第一部では疾患別プロトコールと成績で、標準治療とその成績を示しました。現在の患者さんに提供すべき標準治療は何か、それをどのようにして安定的に患者さんに提供していくのか、という点を明らかにすることを目的としました。

第二部ではがん診療連携拠点病院としての試みの中で、千葉県がんセンターが推進している緩和医療について取りあげました。第三部では現在千葉県がんセンターが行っている『先進医療』についても取りあげています。これらの治療法がさらに標準治療に進化させることも目的としているからです」

さらに竜センター長は出版の目的を次のように述べている。

「よりよいがん治療を提供し国民の信頼を得、世界に冠たる日本のがん医療を護り発展させることです。患者さんの視点を大事にする私たちの行っているがん医療を世の中に提案できることは大きな喜びでもあります」

千葉県のがん医療の現状・体制・政策などが、『がん診療ハンドブック』に分かりやすくまとめられる。初期がん、進行がん、緩和治療に至る治療の流れがフローチャートでわかる。図を多用し、見てわかるように努力する。先端治療から緩和ケアまで、また外来化学療法や地域医療連携などの取り組みを説明する。がん診療従事者を対象にしているが、がんに関心がある方なら、十分に興味に応えてくれる書籍であろう。

患者用抗がん剤副作用対策の冊子

診療プロトコール開発管理委員会は抗がん剤治療を受ける患者用の冊子「がん化学療法ってなんだろう」を編集し、千葉県がんセンターで発行する。「安心して化学療法を受けるために　患者と家族のための手引き」と副題が付けられる。冊子の発行目的をストレートに表現する。

平成二一年一月二三日の読売新聞は、「がん副作用と闘う冊子」と紹介する。「医者は副作用が出ないような治療法の実施に向けて努力しているが、それでも副作用が出た時、この冊子を参考に症状と向き合って、闘ってほしい」と、竜センター長の思いを伝えている。

イラストを多用し、見やすく分かりやすく工夫されている。抗がん剤治療や副作用に不安をもつ患者が、安心して治療を受けられるような情報が盛り込まれる。

冊子はA5版、一〇一ページ、四章にまとめられる。第一章は「がん化学療法について」で、がん化学療法とは、目的、投与方法、治療中の日常生活などについて述べる。

第二章は「治療前の準備治療を決めるにあたり、知っておきたいこと」で、病状と治療の理解、治療の利点と欠点、治療を選ぶときのコツ、セカンドオピニオン、大切なのは、自分の治療を理解すること、副作用との向き合い方などを説明する。

第三章は「がん化学療法の副作用と対策」で、なぜ副作用が起きるのか、そのメカニズムと、代表的な副作用の吐き気・食欲不振・脱毛・しびれ・味覚の変化など一七症状、その対処方法を紹介する。

第四章は「その他」で、がんの民間療法や支援制度を説明する。

診療プロトコール開発管理委員会は竜センター長の発案で設立される。エビデンスに基づく治療法の統一が求められている現在、竜センター長に先見の明があったことがよく分かる。同委員会も期待に十分応える功績を残す。

電子カルテ導入準備

医療レベルの向上と業務改善の手段として、電子カルテの導入は絶対必要である。電子カルテが新しい病院に進化させる絶好のチャンスと考える。県立佐原病院での成功経験が自信をもって断言させる。

千葉県がんセンターにおける医療業務のＩＴ化は、平成一四年五月に「富士通ＥＧメイン」を導入したことから始まる。平成一六年二月から富士通と医事会計システムを更新し、電子カルテ導入の準備が始まっていた。部門別オーダリングシステムで、一年以上かけても準備段階であった。一七年四月、竜センター長はクリニカルパスへの対応、部門システムとの連結、操作性、コスト面を熟慮した結果、契約の見直しを指示する。違約金を支払う覚悟で契約を破棄する。

平成一七年九月、県立佐原病院と同じ「ソフトウェア・サービス」のシステム導入が決定する。一〇月、新たに電子カルテ導入委員会を石井猛整形外科部長を委員長にして発足させる。がんセンターの人材は豊富であったので、適材適所で委員長に指名する。一一の分科会を設け、全職員一丸となって導入にまい進する。

平成一八年四月一日より全面的な電子カルテ稼働と決定したため、わずか半年の準備期間しかない。「紙のカルテを残して」との声はあったが残さない、導入時期の延期もしない、業務に合わせたシステムの変更はしないと竜センター長は厳命する。準備期間があまりに少ないが、業務改善にはスピード感が重要とする。常識では考えられないほど猛烈なスピードで駆けぬける。竜センター長は大きな枠を決めて、あとは信頼する部下に任せる。活躍の場を与え評価すれば、必ず職員は応える。今いる職員で、現有勢力で成功させていくことが大事である。

電子カルテを半年で導入

既存の部門システムを破棄して、新システムの導入、マスター登録など山のような業務である。部署によっては正月休み返上で、一致団結してマスターの作成を行う。電子カルテシステムのほか、検査部門（輸血を含む）、給食システム、手術部門もオーダリングを導入する。病理部門は病理細胞診レポートをウェブ参照とした。画像はマンモグラフィーを除いて、レントゲン・ＭＲＩ・ＣＴ・内視鏡・超音波検査も管理する。端末で検査画像の閲覧を可能とする。安全管理上バーコード認証を導入する。

千葉県がんセンターの各病棟、手術室、外来化学療法室、診断部カンファレンス室は無線ＬＡＮでつながる。設置した端末は一七インチデスクトップＰＣ二三九台、一五インチノートＰＣ九八台の体制が完成する。一つの目標に向かい短期間で成功させ、団結する組織はほんとうに強い。

電子カルテ導入の効果は、新しく病院が生まれ変わるほどと言ってよいだろう。治療方針や治療経過を診療スタッフ全員で共有できる。「あの先生がいいと言った抗がん剤を使ってみようか」というような、根拠のあいまいな治療は不可能となる。

オーダ・承認・調剤・化学療法の開始・化学療法の管理など各段階で電子カルテを利用して安全管理が実施される。抗がん剤については専用アプリケーションを開発し、誤った投与量やスケジュールで治療が行えない仕組みを構築する。

電子カルテ導入により医療の標準化が進み、医療の安全性と透明性が向上する。治療の検証ができるようになる。カルテやフィルムの管理運搬などの雑務から解放され、業務改善が進む。患者情報、がん登録、ＤＰＣ（診断群分類別包括評価）データ、地域連携パスなどがシームレスに可能となる。電子カルテにより経営改善のための情報が簡単に利用できる。

しかし、「電子カルテはしょせん道具、使いこなすのは人間である。だからお互いのチェック体制とチーム医療が非常に重要」と、竜センター長は職員を引き締める。

なお安全確保のため、電子カルテはインターネットとつなげないクローズドにする。がんセンターの患者情報は宗教や葬儀関係者などから狙われている。

患者情報は患者のもの

法律上、カルテは病院のものであるが、竜センター長は佐原病院長時代から、「患者情報は患者のもの、病院は患者情報を管理しているだけ」と患者中心主義を貫いてきた。千葉県がんセンターで電子カルテを導入したので、診察のときは医師と患者とパソコンで三角形にして、パソコンの画面を常に患者からも医師からも見える状態にする。検査データや画像データを患者に提示しながら説明や診断を行うよう指示する。

患者からの請求がなくても検査結果、画像データ、診療の内容は印刷して、患者に渡すようにする。画像はＣＤなどのデータを希望すれば、データで渡す。カルテの記載内容もプリントアウトして渡す。患者情報は患者のもので、患者は自由に見る権利があるという方針を徹底させる。すべての診療情報は患者に渡すことが基本である。

がんの告知については、複写式の紙に医師が書いて説明して、患者に渡す。残る一方の説明文書は病院で保管する。患者と病院と双方で保管することで、がんの病状をどう説明したか双方でわかるようにする。

患者に寄り添うがん治療

外来化学療法の強化

抗がん剤は副作用が強い、手遅れのときの治療、効かないなどのイメージがあった。しかし化学療法（抗がん剤）はがん治療の中でもめざましい発展を遂げている。患者のニーズもふえている。副作用が少なくなり、効くようになっている。

化学療法を入院ではなく、日帰りの外来での治療を推進すべきと竜センター長は考える。まだ外来で化学療法を実施している病院は少ない。抗がん剤治療を外来で行う時代ではなかった。患者としては入院より外来の方が負担は少なく便利である。

外来で化学療法を行うベッドは、平成一〇年から一九床で稼働していた。開院以来の紙カルテやフィルムがあふれていたが、電子カルテの導入で必要なくなる。電子カルテの導入をにらみ、紙カルテを保存管理していた部屋を空けて、通院化学療法室のベッドを置いた。平成一八年度までは一九床で稼働したが、一九年度より二五床に、二〇年度には三五床に増床した。

外来化学療法の増加は著しい。平成一六年度五七九〇件であったが、一七年度七七五五件、一八年度八七七一件、一九年度一万一五三七件、二〇年度一万四六四四件と、竜センター長の四年間で二・五倍に激増する。

外来化学療法は一万件をはるかに超え、全国トップレベルの規模を誇るまでになる。抗がん剤を管理し安全に実施するため、平成一八年四月にがん化学療法看護認定看護師を配置し、一九年四月に外来化学療法科を設置し体制を整える。

外来化学療法はあらゆるがんに対応している。平成二〇年度の外来化学療法をみる。乳がんが五九三八件でもっとも多く、二番目が膵臓がんで二一六五件、三番が大腸がんで二一三七件、四番が胃がんの一六一三件と続く。

これだけ多数の外来化学療法を実施すると、当然リスクを伴うので、安全性の確保が重要となる。オンコロジーチームと一体になり、治療レジメンの整備や電子カルテの活用で安全性の確保に取り組む。オンコロジーチームは医師六名、看護師一名、薬剤師三名で構成され、化学療法レジメンの管理を行う専門部会である。

安全性の確保と同様に、副作用の制御も重要課題として取り組む。ビノルビンの血管炎、ビノレルビンの血管炎、ゲムシタビンの血管炎などの副作用改善に成功する。

成果は癌治療学会、臨床腫瘍学会、千葉県病院学術集会、千葉大学腫瘍内科教室例会、千葉県がんセンター例会に発表された。学会を除いた後者三つの会で、平成一九年度にみごと最優秀と評価される。

新規抗がん剤が次々と開発され承認されている。従来の抗がん剤では経験しなかったような副作用を引き起こす薬剤がある。入念な準備ときめの細かい患者指導で対応し、重篤な合併症を防止する。副作用の早期発見、早期治療に努める。使用したスタッフ用マニュアルや、患者用セルフチェックシートの運用が日本癌治療学会などで注目される。テレビ局や出版社からの取材がふえる。

緩和ケア・在宅支援病棟

千葉県がんセンターは平成一五年四月に緩和ケア病棟を開設し、同年六月から緩和ケアの入院料が算定されていた。末期のがん患者に対するむだな抗がん剤治療や放射線治療が、結果的に患者を苦しませる。その反省から積極的治療より、死の恐怖や症状・痛みをやわらげコントロールする緩和ケア病棟がつくられた。

しかし、国の定めた「緩和ケア基準」を満たすことが入所の条件である。そうすると緩和ケア病棟は積極的治療を行わない死を待つばかりの看取りの病棟と化していく。「もう終わりだ」と死を待つだけの病棟だと抵抗があり、緩和ケア病棟に入ることをためらう患者が多かった。

平成一七年に千葉県がんセンターは緩和ケアの保険適用（加算）を返上して、一般病棟の扱いにする。積極的医療からギアチェンジしなくても、早い段階から緩和ケアを受けられるよう、「緩和ケア・在宅支援病棟」と名称も変更する機構改革を行う。痛み・恐怖・不安に早期から対応する緩和医療の実践を進める。

竜センター長は「緩和ケア病棟の加算がなくなり、収入では不利となる面はある」と考える。しかし、緩和医療と在宅医療の連携をより重視する。ＱＯＬ（生活の質）の維持が緩和ケアの目標である。そうであれば自宅での在宅医療は理想である。必要になればいつでも入院して、苦痛や症状が落ちついたら、住み慣れた自宅に帰れる。たとえ三日でも、一週間でも二週間でも自宅で過ごせるように支援する。在宅で緩和ケアを受けている患者の後方支援ベッドとして活用し、必要な場合すぐに入院可能とする。緩和ケア病棟で死亡するまで入院するのではなく、短期入院に運用法を変えベッドを回転させる。

平成一八年度、全国緩和ケア病棟の平均在院日数は四三日である。だが、千葉県がんセンターでは一八・一日と非常に短期間である。また全国緩和ケア病棟の平均死亡退院率は八六％に及ぶが、千葉県がんセンターでは七一％、全国平均と大きな差がある。急性期型の緩和ケア病棟として運用され、在宅医療を支援していることがわかる。

緩和ケア病棟に入院したら死ぬまで帰れない状況は、患者にとっても看護師にとってもたいへん辛い。自宅に帰りたい、自宅へ帰したい。この願いを実現することで、患者も医療者も励みとなる。

緩和ケアに音楽やペット

音楽療法や園芸療法なども活用した緩和ケアを実施する。音楽療法は沈みがちな患者の心を明るく前向きにする。平成一七年、音楽療法士の長島律子さんを竜センター長が説得して招く。すでに長島さんは茨城県立医療大学附属病院や茨城県立こころの医療センターで、精神科の患者の音楽療法を実践していた。しかし、がん患者に対しては初めてで、心と体のリラクゼーション効果を目標に手探り状態ではじめる。

エビデンス（科学的根拠）を非常に重要視する竜センター長であるが、患者のために良いと確信したものは積極的に導入する。

緩和ケア・在宅支援病棟にペットの持ち込みを自由にしよう、と竜センター長は提案する。たちまち「ヘビやワニが持ちこまれたらどうするんですか」と、病棟の混乱を心配し反対の声が上がる。竜センター長は、「常識で考えて、管理上困る生き物ならば断ればいい」と冷静に対応する。家族のように扱うペットの持ち込みを許可する。患者を中心に医療を展開している様子が理解できる。

緩和ケア支援チームはがんサポートチームに名称を変更する。緩和ケアに関する相談が対象で、末期がんの患者だけでなく、早い段階から一般病棟で治療にかかわる。早期から緩和医療で痛みや辛さをおさえ、効果的な抗がん剤治療を行うようにする。さらに家族を含めてケアできるように中身も変える。チーム編成は、緩和医療医、がん専門看護師、在宅看護師、薬剤師、管理栄養士など多職種にわたる。

平成二〇年度のがんサポートチームへの依頼件数は二二七件である。介入後退院が三二%、問題解決が二九%、死亡が二七%、緩和ケア病棟へ転棟が一一%となっている。

ふれあい広場の継続

かつて竜センター長が消化器外科主任医長として活動していたとき、病院と患者の交流の場が必要と考え、「ふれあい広場」を提案・実施した。そのふれあい広場は拡充して行われ、患者に喜ばれている。

平成一七年五月、ふれあい広場紙ヒコーキ大会が東病棟中庭で開催される。ボランティアや職員に支えられ、約一五〇名の参加がある。東病棟のベランダから

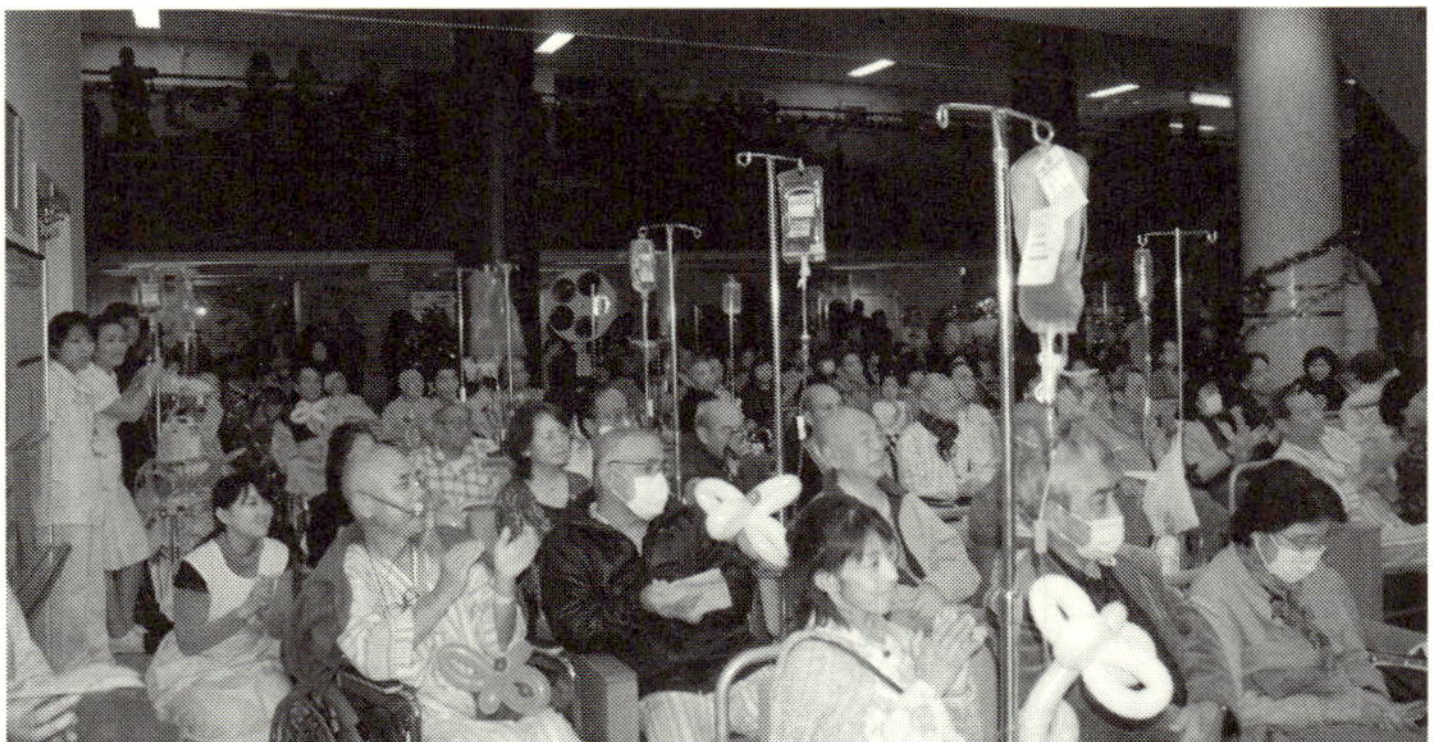

クリスマス会

紙ヒコーキを飛ばす。入院生活の不安や悩みをひととき忘れて、紙ヒコーキを目で追いかけ一喜一憂する。

平成一七年八月、ふれあい広場夏祭りが、がんセンター中庭で実施される。提灯が飾られ、はっぴを着ると夏祭りの雰囲気になる。約二〇〇名の患者が参加し、腹に響く豪快な太鼓の音に聞き入る。

平成一七年一二月、ふれあい広場クリスマス会ががんセンター外来ホールで行われる。約一〇〇名の患者が歌や催し物を楽しんだ。

そのほかにも奇術・コーラス・ピアノコンサートなど、患者が楽しめるイベントが複数実施される。ふれあい広場は季節ごとに様々なイベントが開催される。たとえひとときであっても、闘病のことを忘れ音楽や催し物に癒やされる。なえた患者の心を励ます。また患者と医療従事者が交流することは必要である。

医療システムの先取り――•

診療情報企画室の発足

平成一五年四月、大学附属病院などの特定機能病院に初めてDPC（診断群分類別包括評価）が導入された。病状や治療法ごとに一日当たりの入院費が決められる。厚生労働省は急性期病院をDPCに誘導し、平均在院日数の短縮や医療費の抑制を意図した。合併症などが多く入院が長いほど、一日当たりの収入が減収になる制度である。

DPC導入に関しては未知数の部分があったが、DPCデータから誰でもわかる経営指標を入手し、経営に生かしていこう。DPCはがん医療に適合するシステムと竜センター長は判断する。他院と比較する客観的データとして、DPCデータを活用すれば医療レベルを向上させ経営改善ができる。医療の質の改善と経営改善の指標となる。DPCを導入しなければ急性期病院として生き残れない、と竜センター長は決断する。

平成一八年五月、千葉県がんセンターはDPC準備病院として手を挙げる。まず七月から一二月までのデータを国に提出する。DPC準備審査期間中の二年間、詳細なデータの提出が義務づけられる。平成二〇年七月、千葉県がんセンターはDPC病院となる予定である。

診療情報をきちんと管理し考察するため、平成一九年二月に診療情報企画室（現診療情報管理室）を設立する。診療情報管理士を配置し、室長には浜野公明《まさあき》が就任する。浜野室長は泌尿器科医長で地域医療連携室長を兼務する。平成二〇年四月に新設される経営戦略部長に抜擢される。診療情報企画室の努力により電子カルテのサマリーからDPC情報を厚生労働省に提出する。

DPC導入に向けた準備は重要であるが、単にDPC対策のためだけでない。すべての診療情報を集計、分析して、データをもとに経営戦略を立案するため、診療情報企画室を設立させた。

懸案だったがん登録も担当し、がんの予後調査まで行うことにする。竜センター長は治療成績を集計し、公表することまで考えていた。

ＤＰＣ導入は二年間の準備期間を経て、平成二〇年七月から実施される。心配された収益は、外来・入院とも増益になる。ＤＰＣの活用については次に述べる。

ＤＰＣデータの活用

厳しさをます一方の病院経営において、医療レベルの向上と経営改善を確実に実践するため、ＤＰＣデータを活用できると竜センター長は考える。ＤＰＣを導入する病院同士で医療の質を比較検討しよう。決意すると、すぐに実行に移す。全国のがんセンターへ片っぱしから電話をかけて、ＤＰＣを導入するか確認する。そして「ＤＰＣデータをもとにベンチマーク（比較評価）をして、国民に公表するのはどうか」と呼びかけた。

その結果、志の高い積極的な五つのがんセンター（千葉・栃木・神奈川・愛知・四国）が参加を決める。がん医療の質を向上させる研究会（ＣＱＩ研究会）を、平成一九年一二月に立ちあげる。病院の情報を開示して、お互いに切磋琢磨する研究会である。

解析しやすい五大がん（胃・大腸・肺・乳房・肝臓）を対象に、入院日数・手術前時間・手術時間・食事開始時間・合併症の率などを比較検討する。各病院間のデータを系統的に比較検討するのは世界でも初の試みだろう。比較評価した結果を竜センター長は英語で論文にまとめ情報発信する。

診療内容を全国のデータから細かくみると、違いはかなり多い。お互いに良いところを学び合えば、診療の質向上が進む。お互いの長所を取り込んで治療計画を変更する。たとえば大腸がん手術では手術前日数が最短で二・六日、最長で一七・二日であった。「他の病院でできるなら、うちでもできる」と、Tがんセンターではあっという間に在院日数が短縮できた。

また胃の手術後のご飯開始は、「千葉は一週間だが、四国は四日後で大丈夫だ。われわれも四日にしよう」と短縮が可能となる。抗生物質の種類など、自分たちが正しいと思っていたことが、実はより効率的なものを他の病院でやっている。比べることで課題が鮮明になり、改善が可能となる。

医療者は自分たちの診療にプライドをもっている。しかし、比較検討することで診療内容を再評価できる。再評価することで、さらに医療への自信が増し国民の信頼が強くなる。CQI研究会の目的は、診療の再評価を繰り返し、日本のがんの標準治療を構築する。その結果、日本の医療を向上させることができる。

CQI研究会の充実

DPCデータの活用は画期的である。だが、限界もあった。DPCデータでは標準治療の分析には適するが、進行がんや末期がんに対しては弱い。症例が少ないがんも比較検討しにくい。入院請求に使用され、外来治療が比較できないなど、DPCデータには課題や欠点もある。

CQI研究会では、DPCの比較評価だけでは得られない部分の補完を可能にする。実際に診療した医師による議論検討を行える。技術の交流や具体的な議論を深めることができる。がん連携拠点病院には院内がん登録が義務付けられている。DPCデータだけでなく、院内がん登録データを連結して、分析を深めていくことが次の目標となる。医療の質を高めて、結果的に経営も改善する。

国の医療費削減政策にデータで反論すべきだと、竜センター長は考える。治療法が一定になったとしても、これ以上医療費を削減するのは無理です。というデータもCQI研究会で出していきたい。

がん治療は入院から外来へ、手術から化学療法へ変化している。これから主流になるような先進的な治療に早く着手して、リーダーシップをとる必要がある。がん治療のニーズを把握し、がんセンターの役割と地域の病院が担う部分をコーディネートする。がん医療の地域連携を高めることも、千葉県がんセンターの使命となるだろう。データをもとにがん医療の戦略が求められる時代がきている。

DPC環境下の医療

急性期病院として生き残るためにDPCへの移行が強く求められる。出来高方式から包括支払い方式への劇的な制度変更で、医療は大きな転機を迎える。とくに平成一九年はがん対策で重要な年となり、医療界をリードする竜センター長の発言が目を引いた。

平成一九年二月、「ＤＰＣ環境下における医療の質と病院経営セミナー」をアメリカグローバルヘルス研究所が開催する。このセミナーの記録が同年一二月に「ＤＰＣ環境下、医療の質と経営効率は両立できるか？」とのタイトルで、日本医学出版より出版された。

アメリカから来日した、メイヨー・クリニックの医療の質と安全委員会のリチャード・ジマーマン委員長（脳外科医）が、基調講演「アメリカにおける医療の質と病院経営」を行う。

日本側からは医療最前線からの提言として、四名の病院長が講演を行った。最初に、「ＤＰＣ環境下の医療の質と安全管理」と題し、千葉県がんセンターの竜センター長が講演する。二番目に、「地方病院とＤＰＣ」のテーマで、ＪＡ長野厚生連・佐久総合病院の夏川周介院長、つづいて「医療の質の分析と改善」と題し、特定・特別医療法人慈泉会相澤病院の相澤孝夫理事長・病院長、最後に「医療の質向上と病院経営」を前橋赤十字病院の宮崎瑞穂院長の講演が実施される。

平成一九年一一月には、ＤＰＣ環境下におけるがん医療をテーマにシンポジウムが開かれた。シンポジウムの成果は、二〇年七月に「がん医療の質に挑むＤＰＣ時代のチャレンジ」とのタイトルで、日本医学出版から出版された。

アメリカメイヨー・クリニックのリチャード・ジマーマン委員長が、基調講演「アメリカの医療における質の向上」を行う。

日本のがん医療の現場から、聖路加国際病院の中村清吾ブレストセンター長・乳腺外科部長が、「電子カルテシステムを利用した医療の質の評価」のタイトルで講演をする。二番目に千葉県がんセンターの竜センター長が、「笑顔とチームワーク、そしてIT化によって、心と体に優しいがん医療を提供」の講演を行う。三番目に静岡県立静岡がんセンターの山口建総長が、「がんの社会学—DPC時代の次に何がくるのか？」を講演する。

平成一九年はがん対策基本法が施行され、DPC制度が拡大する変革の年である。医療の質の向上と健全経営を確保するため、がん医療の最先端の取り組みと問題提起を行う。また実証的なデータを駆使したがん医療の質向上の考察である。有用なシンポジウムであるが、記録も出版されているので、内容の説明については省略したい。

がん先端医療を切り開く——●

千葉国際がんシンポジウムの開催

世界を見すえた理想のがん医療を千葉で実践する。それには世界と交流し世界に情報発信する必要がある。世界標準の医療を行い、世界のトップをめざす医療を実践しているとのアピールである。それは同時に千葉県がんセンターの職員に自信をもたせ、意識改革を進めることである。

また千葉県庁病院局に対して、がん医療を向上させるには県行政の枠を飛び越えた活動も重要だと示す必要がある。

千葉県庁はがんセンターを千葉県のルールでしばろうとする。だが、それでは千葉県民のためのがん医療とならない。統括的に医療政策を行う部署もないし、医師をふやそうにも定数条例があるからと医師を採用できない。これまでの千葉県がんセンターとは違う。世界をリードするがん治療を誇示するためにも、竜センター長は、「千葉国際がんシンポジウム—革新的がん診療の新時代」を企画する。

千葉国際がんシンポジウムは実行委員会方式で行う。竜センター長が実行委員長となり、事務局は千葉県がんセンターにおいた。後援は国立がんセンター・日本対がん協会・千葉大学大学院医学研究院・千葉県がん診療連携協議会・千葉県がんセンターがん研究振興会である。

平成一九年一一月一〇日、千葉市において、千葉国際シンポジウムの開催に成功する。アメリカ、ドイツ、イギリス、インド、中国などから多くの研修者が集まり、講演と討論が盛況に行われる。国内からは千葉県がんセンター、国立がんセンター東病院、亀田総合病院、成田赤十字病院など、オール千葉で臨んだ。

堂本暁子千葉県知事・名誉実行委員長は国際シンポジウムに積極的である。英語も得意で最初に次のような歓迎の言葉を宣誓する。

「がんを征圧することは、我が国はもとより世界中の人々、そして私たち一人ひとりの切実な問題であり、二一世紀における重要な課題の一つであるといえます。シンポジウムでは、最先端のがんの治療法からがん患者と家族に対する支援まで、世界の第一人者の先生方によって議論が交わされます。これを機に参加されたすべての皆さまが、学び、議論し、そして交流を深めることによって、このシンポジウムを実り多いものにしていただければと思います」

つづいて竜実行委員長は、「がん対策基本法が施行され、がん治療の均てん化（標準化）が求められることを踏まえ、千葉県で日本の先頭に立ってがんを克服するため、国際シンポジウムを開催します」と宣言して、国際シンポジウムがはじまる。

シンポジウムは、セッション1が「分子標的療法」でアメリカテキサス大学のガンヅアー教授が、セッション2が「外科手術の進歩」でドイツベルリン大学の高名なピーター・ノイハウス教授が、セッション3が「がん診療における画像診断・治療」で構成される。特別講演「がん治療における臨床管理」は竜センター長が座長を務め、アメリカメイヨー・クリニックのリチャード・ジマーマン医師が講演者となる。千葉国際シンポジウムで

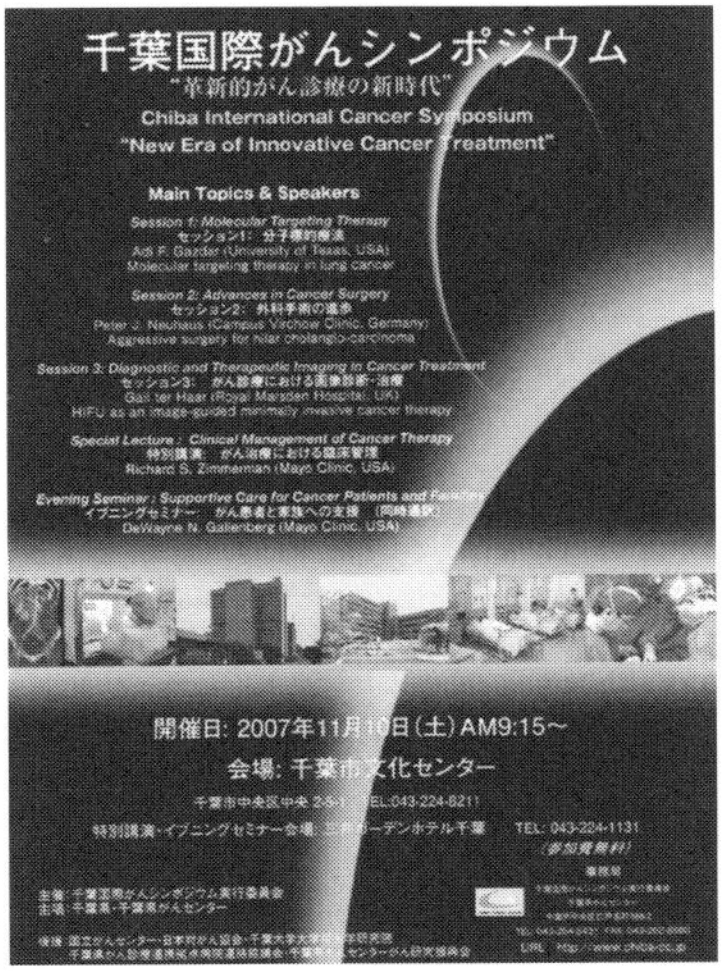
千葉国際がんシンポジウム
"革新的がん診療の新時代"
Chiba International Cancer Symposium
"New Era of Innovative Cancer Treatment"
Main Topics & Speakers
開催日: 2007年11月10日(土)AM9:15~
会場: 千葉市文化センター
TEL: 043-224-1131

は最先端の抗がん剤治療、最新の外科治療、最新の画像診断に対する講演と質疑応答、そして特別講演で「がん治療における臨床管理」の討論が実施される。

その後、場所を移動して、イブニングセミナー「がん患者と家族のトータルケア」が開かれる。千葉県がんセンターの山田みつぎがん化学療法認定看護師が、「千葉県がんセンターにおける外来化学療法患者のサポート」をテーマに講演を行う。最先端がん医療だけでは千葉県がんセンターはトップに立てないかもしれない。がん患者の支援を含めた総合的な医療で最高の医療を提供しようと意図する。山田看護師は次のように思いを述べ講演を締めくくる。

「外来化学療法に携わる看護師として、医療チームやセンター内の各部門との連携を深め、患者のトータルケアを目指すための、有効なリソースとして機能するように日々励んでいる。これからも看護の役割を十分に発揮でき、患者に『この病院で抗がん剤治療を受けたい』『こんな看護師に相談したい』と思っていただけるように、看護の専門性や質の向上を追求し続けたい」

担うべきがん医療の明確化

一人のがん難民もだすことなく、「心と体にやさしいがん医療」を広く県民に提供する体制つくりが、千葉県がんセンターに求められる。がん医療の質の向上をはかり、患者のための医療に徹する。こうすれば儲かるという視点での運営はやらないと決める。千葉県がんセンターが提供すべきがん医療は、三本柱として明確にした。一つ目が標準治療、二つ目が先端治療、三つ目を緩和治療とする。

一つ目、もっとも重要な治療は治るがんを確実に治す、質の高い標準治療を安定的に供給する態勢をつくる。標準化は質の平均化という意味ではなく、質の高いがん医療に向けてそろって全体で向上することである。がん対策基本法や国民の求めるがん医療の均てん化（どこに住んでも等しく質の高いがん医療を受けられる）を達成する。全体の七割の力を充てる。

二つ目は先端医療を開発し標準治療に進化させることだ。抗がん剤治療（分子標的医療）細胞療法・強度変調放射線治療（ＩＭＲＴ）などである。以前は先端治療であった乳がんに対するハーセプチンという分子標的薬治療（がん細胞をピンポイントで攻撃）や、侵襲の少ない胃がんや大腸がんの腹腔鏡手術は標準治療になっている。先端治療は全体の一割とする。

三つ目は緩和医療で、がん患者ががんと向き合い生活の質を保てるようにすることである。患者の立場に立った緩和ケア、症状緩和手術などを行い、一人のがん難民もなく最後まで支えて診きる。東京の有名病院で手術し、地元千葉でがん難民となる例もみられる。緩和医療は残る二割の力を充てる。

がん対策基本法の制定

平成一八年六月、がん対策基本法が議員立法で制定し、一九年四月に施行される。国や自治体、医療従事者の責務が明確化する。基本施策は「がんの予防と早期発見、がん医療の均てん化の促進、がん研究の推進」である。基本理念には「がん患者の意向を十分尊重したがん医療提供体制の整備」が盛り込まれる。

がん医療を向上させるうえで、がん対策基本法の影響は大きかった。竜センター長はがんセンターの医療を充実させるだけでなく、千葉県下全体のがん医療の向上をめざす。千葉モデルを構築し、全国に広げさらにがん医療を充実させる。そのためがん対策基本法を錦の御旗に活用して、がん医療の均てん化に努力する。竜センター長にがん対策基本法は、まさに鬼に金棒であった。

千葉県がん対策審議会の会長は藤森宗徳（小児科医）千葉県医師会長で、同審議会の副会長が竜センター長である。齊藤康千葉大学医学部附属病院長は委員である。藤森県医師会長は、「がん対策は竜君に任せるよ」と信頼が厚かった。千葉県医師会の下部組織・千葉県庁医師会の会長を竜センター長が努めている。齊藤千葉大病院長と竜センター長は友好的で、「千葉大学病院は世界に冠たる研究と人材の教育、千葉県がんセンターはがん医療の推進と役割を分担しましょう」と、話し合っていた。当時、竜センター長は千葉大学医学部教授の退官記念講演や懇親会は欠かさず参加している。

がん対策基本法にもとづき、都道府県がん診療連携拠点病院の指定が求められる。千葉県医療界の重鎮三名の意志は千葉県がんセンターでまとまる。平成一八年八月、他の都道府県に先がけて、千葉県がんセンターは都道府県がん診療連携拠点病院に指定される。この指定で千葉県がんセンターは病院の運営だけを考えるのではなく、千葉県がん医療の均てん化の先頭に立つことになる。千葉大学医学部附属病院や国立がんセンター東病院が指定されるより、千葉県全体のがん医療を推進するためにはよかったであろう。

千葉県がんセンターは三つの義務を負うことになる。一つ目はがん診療推進のため、医師・薬剤師・看護師などを研修させること。二つ目はがん診療連携拠点病院に対し、情報提供、症例相談、診療支援である。三つ目は千葉県がん診療連携拠点病院協議会を主催し、各病院との協力体制の推進をはかること。同協議会の会長には竜センター長が就任する。千葉県のがん医療レベルの向上が期待される。

平成一八年度、千葉県のがんによる死亡者数は一万三七五二人で、全死亡者の三〇・七%を占める。二位の心疾患一七%と大きな差がある。千葉県も全国と同じように、がん対策は急務であった。

千葉県がん対策審議会の下に千葉県がん対策戦略プラン検討部会がある。千葉県がん対策推進基本計画の大綱を策定し、各専門委員会で具体策を立てて、千葉県知事に答申を行う。がん戦略検討部会の部会長を竜センター長が務める。がん対策の最前線で戦略面のリーダーを務める。委員には土橋律子「支えあう会α（アルファ）」代表や齊藤とし子「あけぼの千葉」代表という患者体験者の名前がある。竜部会長が県事務局に患者体験者を委員にするよう相談した結果である。

一般に審議会委員は御用学者という言葉もあるように、お飾りの委員も多く事務局に任せてしまう場合がある。千葉県では患者体験者の声が反映し、竜は部会長として一字一句妥協しないで計画をまとめる。

地域がん診療連携拠点病院の指定

二次医療圏ごとにがん診療連携拠点病院を指定し、がんに対し手術、放射線治療、化学療法などを総合的に提供する体制づくりが求められる。全国では三四四地域、千葉県では九地域である。がんの専門病院というより、地域の中核病院が主に指定される。

二次医療圏で一病院の指定が原則である。だが、それでは足りない地域があると竜部会長は考える。根拠は強くないが、おおむね人口五〇万人にがん診療拠点病院を一つ欲しい。県事務局に厚生労働省と二次診療圏に複数のがん診療拠点病院を指定できるよう交渉させる。一定の条件が満たされれば指定可能とされる。ただ複数のがん診療拠点病院が認められた県と不許可となる県が発生する。千葉県では竜部会長の期待に応え、複数の指定が認可される。

千葉医療圏（千葉市）では、千葉大学医学部附属病院と国立病院機構千葉医療センターの二病院が指定される。東葛南部医療圏では、船橋市立医療センター、東京歯科大学市川総合病院、順天堂大学医学部附属浦安病院の三病院の指定となる。東葛北部医療圏では、松戸市立病院、東京慈恵会医科大学附属柏病院の二病院が指定される。成田赤十字病院、国保旭中央病院、亀田総合病院、国保君津中央病院、労働者健康福祉機構千葉労災病院（市原医療圏）は各二次診療圏に一病院の指定となる。

千葉県内の人口密集地で複数の病院ががん診療拠点病院に指定される。東京で手術を受けた後、千葉に戻ってくるがん患者が多い。診療拠点病院にこだわったのは、千葉県内の治療法（クリティカルパス）の統一をはかり、がん難民をださないためである。診療所や訪問看護ステーションとの連携はうまく動きだす。治療後の健康管理や再入院がスムーズになる。

がん診療連携拠点病院は国の指定要件がある。放射線治療・病理診断・抗がん剤治療を専門とする医師や専門職の配置、緩和ケアチームの組織など高度な診療体制の整備が求められる。その結果、どの地域に住んでいても、一定のがん医療が受診できるようになる。

千葉県のがん医療をレベルアップするため、国の指定要件のほかに竜部会長は独自に五つの条件を要望する。県として正式な要件ではない。がん診療連携拠点病院に指定するときに、竜部会長は「この五項目も一緒にやりませんか」と強く勧める。

がん医療の向上だけでなく、がん患者の不安を軽減させ、がん対策事業を推進させるため、竜部会長の考えを盛り込む。がん登録法がない日本では、がん生存率は類推値でしかない。だが、千葉ではかなり正確にわかる。すべての病院が了解したことにより、日本一のがん医療先進地になるべく千葉県は歩みはじめる。

なお国が情報を収集し一元管理する全国がん登録は、平成二八年一月から開始する。医療機関はがんと診断した場合、都道府県への届け出を法律に基づき義務化される。

◎千葉県独自の地域がん診療連携拠点病院の要望事項

①クリティカルパスの整備

二年以内に院内クリティカルパスの整備

地域連携クリティカルパスの整備に努力

②がん患者に対する相談

患者間の交流場所の設置

がん体験者による相談支援事業に取りくむこと

③がん診療連携拠点病院間の連携

共通プロトコールによる臨床研究の推進

④がん対策推進事業への協力

千葉県、市町村と協力して、がん予防からターミナルまでのがん対策事業に貢献すること

⑤がん登録事業への協力

千葉県が実施する院内がん登録データの収集解析に協力すること

地域医療連携室の充実

がん専門病院の機能を発揮させ、効率よくスムーズにがん医療を進展させるには、地域の病院や診療所との連携が必要である。さらに患者の理解と協力が不可欠ということで、千葉県がんセ

ンターは平成一六年四月に地域医療連携室を設置する。

地域医療連携室を強化して、対医療機関との連携、病病連携、病診連携を進める。竜センター長が地域の病院や診療所を訪問して、がんセンターでのがん医療の説明や診療科の案内、連携の推進を熱心に説明する。地域医療の連携に向けて、がんセンター長自らの訪問は本気の姿勢を強く示す。フットワークが軽く、強力なリーダーシップを発揮する。

医療機関の訪問、パンフレットの配布、ホームページの充実など、広報活動を強化する。紹介された患者については、千葉県がんセンターを受診したこと、治療方針の決定、診療の結果などそのたびに診療所などに報告する。地元の医療機関では紹介した患者の千葉県がんセンターでの診療状況が把握できる。もうすぐ退院して患者が戻ってくると、地域の医療機関では予想できる。

紹介件数は平成一八年度五三四九件、一九年度五五九四件、二〇年度六八五六件、二一年度七六七〇件と強い増加傾向を示している。千葉県がんセンターでの治療を希望する患者が速やかに受診できる体制が構築された。平成二〇年度の紹介率をみると九四・一％で、ほとんど紹介患者となっている。二〇年度の逆紹介件数は六一一八件と、非常に多くの患者を地域に帰している。

千葉県がんセンターでは初診患者の予約は平成一九年度まで、地域医療連携室と患者相談支援センターで分担していた。だが、平成二〇年度から地域医療連携室へ一元化する。

千葉県がんセンターで治療した後は、紹介元の医療機関と連携する。そして在宅支援センターは退院調整し、在宅ケアの支援を行う。医療機関向けの広報を充実させ、地元医師会や行政との連携も進める。

治療後のがん患者を在宅で標準化した診療を行うため、地域連携クリテイカルパス（在宅ケアの治療計画表）を開発導入する。地域医療連携の質を患者に保証する道具がパスである。千葉市医師会および周辺の医療機関とパスに基づく連携を行う。最初に平成一九年一一月、前立腺がんの患者において全摘出手術後のフォロー、内分泌療法など三種類のパスを運用する。

平成二〇年度には、前立腺がん一種類、乳がん六種類、胃がん二種類のパスを導入する。地域連携におけるがん医療の質の確保は竜センター長の念願である。そしてがん診療における新しい概念「地域チーム医療」を誕生させる。地域の医療機関ネットワークを構築し、がんの種類ごとに高い診療レベルを確保する。

患者相談支援センターの独立

平成一八年一一月、地域医療連携室から患者相談支援センターを分離独立させる。地域医療連携室が医療機関との関係を強化させる一方で、患者相談支援センターは患者の立場を重視したがん医療の提供をする。院内外を問わず、がん医療の相談支援を強化する。

患者相談支援センターは医療福祉相談員（ＭＳＷ）だけでなく、看護師・臨床心理士・音楽療法士・患者経験者（ピアカウンセラー）を配備する。患者個人に対するサービスの拠点とした。がん拠点病院においてピアカウンセラーが配置されるのは全国初であろう。医師・看護師・薬剤師・検査技師など、病院は資格者で成立している。「資格のない者を病院に入れ、活動させてよいのか」「何かあったら責任は誰が取るんだ」と反対の声があり抵抗も強かった。

しかし、竜センター長は山田みどり看護局長の協力を得て実施する。竜センター長の改革は看護局と二人三脚で実施し成功したともいえる。また音楽療法を採用したのもがん専門病院として、極めてまれな活動である。

医師が患者の不安を聴いていると、診察時間はあっという間に一時間を越えてしまう。診療に支障が出ないようにして、患者の不安や疑問を解消するのが患者相談支援センターである。ピアカウンセラーの導入で、同じ患者の立場で解消できることが多い。痛みや不安を理解しお互いを支えあえる、患者の視点をがん医療に取り入れる。

あるいは医療だけで解決できない心の問題にまで向き合うことで、千葉のがん医療を日本一世界一にしたい。竜センター長は患者中心主義の医療に期待する。すべては患者のためにと、高い志が根底に存在する。

診療や看護だけでない、あらゆる面から患者の相談や支援を行う体制を構築する。患者の希望・意見・苦情などの対応窓口を一元化して、患者の不安や疑問を解決すべく活動をはじめる。

その後平成二三年四月に、心と体総合支援センターが設置される。同センターは地域医療連携室・患者相談支援室・サポーティブケア室・ボランティア支援室の四室で構成される。

挑戦への総決算――•

経営戦略部の新設

平成二〇年度をもって竜センター長は六五歳となる。千葉県がんセンターを定年退職する最後の年、二〇年度にかける思いは特別である。がんセンターの診療機能を強化し、医療の質を向上させ、健全経営の実施など、がんセンターの運営をゆるぎないものにする。その盤石な仕組みを完成させなければならない。平成二〇年四月に経営戦略部を設置する。医療の質の向上を経営の中核にすえて、医業収益の改善をはかる。竜センター長の最後の改革が経営戦略部の設立である。

経営戦略というと経営改善黒字化が目的と思われがちだが、医療の質の向上を基本戦略とする。厳しさを増す一方の医療環境の中で、千葉県がんセンターは医療の質と効率の両立をはかるために経営戦略部を新設する。

経営戦略部長には竜センター長が信頼する浜野公明が就任する。浜野部長は地域医療連携室長や診療情報企画室長を兼任する。経営戦略部はセンター長の直轄である。診療情報企画室（診療データの分析）、医療情報システム室（ＩＴ化の推進）、広報室（一般向け広報・広報戦略の立案）を所管する。

主な活動は、医療の質・効率・ニーズの定量的な分析と評価を行う。医療の質と経営の改善に向けた縦断的・横断的な活動である。ＤＰＣデータと電子カルテ診療情報を活用して、クリティカルパスの計画性と実効性について検証を行う。クリティカルパスの改訂と診療プロセスの質向上の提案を行う。全国のがんセンターおよび千葉県内がん診療連携拠点病院を対象に、診療の質を比較分析して、院内へフィードバックし診療に反映させる。

さらに重要な経営戦略部の活動は、ＤＰＣデータや診療情報の分析に基づいた総合的な経営戦略案の策定を行うことだ。経営戦略の立案にはヒアリングなどを実施して、現場の意見を採用するよう努める。経営状況を各種指標に基づいて評価し、問題点の解決策を策定する。千葉県がんセンターの運営・経営方針を決定する経営戦略会議を主催し、医療の質向上と経営改善を両立させることである。

業務改善の結果の黒字

平成一七年四月、竜センター長の就任以来、千葉県がんセンターは様々な改革を実施してきた。患者のためにどうすればよいか、医療の質を向上させるにはどうするかと考え抜いて実践する。改善の結果を数字で確認しよう。

「千葉県がんセンター年報」によると、平成一七年度の新規外来患者は五〇七六名で、前年比六四〇名一四・四％の増加となる。平成一七年度の実入院患者は五五〇八名で、前年比一一九〇名二七・六％の増加である。平成一七年度の平均在院日数は一九・一日で、前年比で五日も減少させている。「結果は半年でだす」と竜センター長が進めてきた業務改善は、一年目から大きな結果を残す。

もちろん二年目以降も順調に増加する。新規外来患者は一八年五三八一名、一九年五七九三名、二〇年六二〇六名である。実入院患者は一八年六〇〇一名、一九年六八一三名、二〇年六五一一名となる。

平均在院日数は平成一八年一六・九日、一九年一四・五日、二〇年一四・五日である。平均在院日数はあまり短すぎてもよくないので、竜センター長は適正な在院日数になったと満足する。「業務改善できれば、結果的に経営は改善する。一度も経営の黒字を目標にしよう、儲けようとは思わなかった」と、竜センター長はにこにこして余裕で話す。

しかし、「千葉県がんセンターは開院以来赤字つづきだ」と、批判は厳しいものがあった。昭和六一年度までは特別会計で処理されていたので、赤字黒字の概念もなかったと思われる。その後企業会計となる。竜センター長の赴任前をみると、平成一四年は三億五三八三万円の赤字、一五年は三億三三六〇万円の赤字、一六年は三億五二六四万円と大幅な赤字決算がつづいていた。

竜センター長の経営手腕はみごとで一年目から黒字に変える。平成一七年度の決算は、三億六八五五万円の黒字である。前年度比で入院収益は二億七〇三二万円の増、外来収益で三億八二六万円の増となる。支出を制限したわけでない。一七年度は電子カルテの導入、画像診断システムの整備、手術用顕微鏡や気管支超音波内視鏡の導入などで五億六〇〇〇万円も医療設備に投資する。

竜センター長二年目の平成一八年度は七八三八万円の黒字に終わる。黒字額が減少した理由は、一八年四月に電子カルテ導入を円滑に導入するため、診療制限を行ったことと、診療報酬が三・一六％も削減されたことが影響する。

その後、千葉県がんセンターの黒字額は、平成一九年度三億三六三四万円、二〇年度三億六三四〇万円と実績を積み重ねる。二〇年四月に診療報酬が〇・八二％切り下げられても、大幅黒字を確保する。赤字体質であった千葉県がんセンターを、みごとに健全な黒字経営体質に変える。

医業収益の増大

患者の速やかな診察、治療方針の即日提示、

千葉県がんセンターの経営推移

年度	新規外来患者数	実入院患者数	総収入（千円）	総支出（千円）	純利益 純損益（千円）	病床利用率（%）	平均在院日数
平成15年	4,050	4,360	8,337,930	8,671,536	－333,606	88.2	25.7
平成16年	4,436	4,318	8,297,903	8,650,545	－352,642	88.6	24.1
平成17年	5,076	5,508	9,301,364	8,932,807	368,557	91.1	19.1
平成18年	5,381	6,001	9,342,039	9,263,660	78,379	85.1	16.9
平成19年	5,793	6,813	10,083,400	9,747,036	336,364	83.4	14.5
平成20年	6,206	6,511	10,576,315	10,212,915	363,400	79.5	14.5
平成21年	6,732	6,891	11,260,808	10,946,207	314,601	80.5	13.9

※竜センター長在任は平成17年～20年度（「千葉県がんセンター年報」より）

手術体制の強化、外来化学療法の強化、平均在院日数の短縮など診療機能の強化は患者にたいへん喜ばれる。これまでみたように、新規入院患者も、新規外来患者も大幅に増加している。

早く診療して、早く手術して、短い入院期間で患者を帰す。退院後は地域医療と連携して在宅診療を支援する。このような患者に歓迎される診療機能の強化は収益に大きく貢献する。患者一人当たりの入院収益（入院単価）と、患者一人当たりの外来収益（外来単価）を大幅に増加させる。

平成一六年の入院単価は四万二七一五円である。だが、一七年四万四六六一円、一八年四万七二六七円、一九年四万九八四六円、二〇年五万一七〇〇円と増加する。竜センター長在任の四年間で入院単価が二一％も増大する。診療報酬が切り下げられる中で、濃密な入院治療が実施されたことを示す。

千葉県がんセンター純損益の推移

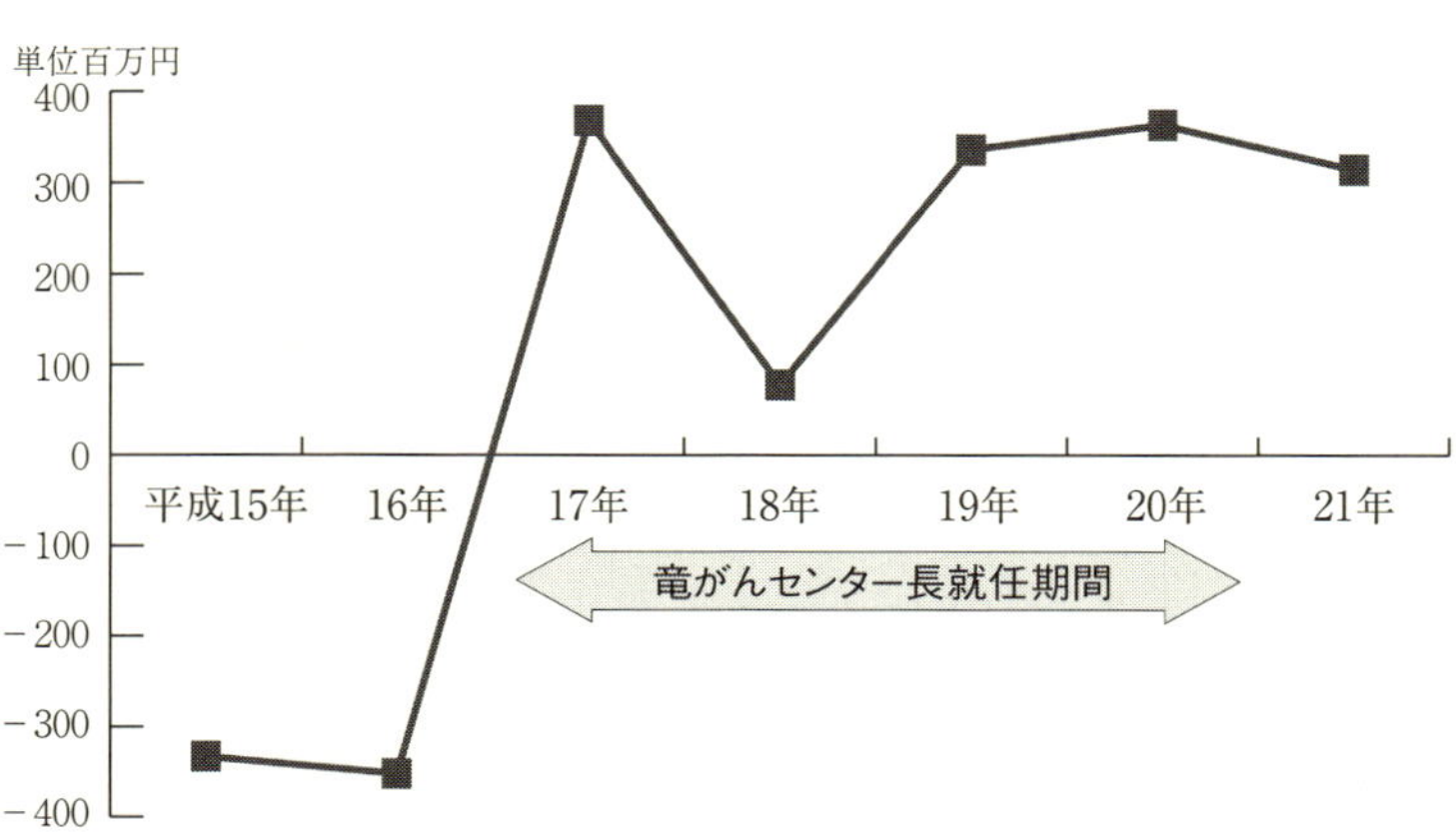

同じように外来単価をみると、平成一六年は二万二七二円である。一七年に二万一八九一円、一八年に二万三〇五八円、一九年に二万六三〇九円、二〇年に二万七八一九円に達する。外来単価は四年間で三七％も増加させる。地域医療の連携を進め、平成二〇年度には六八五六名の患者を紹介され、六一一八名の患者を逆紹介し、地域の医療機関に帰している。千葉県がんセンターが行うべき医療を明確にして、医療連携を強化した結果が入院単価や外来単価を押し上げる。

数字が多くなって恐縮だが、最後に医業収益の増加をみよう。平成一六年度の医業収益は六六億四七一七万円であった。だが、一七年に七二億四三五八万円、一八年に七一億八二四九万円、一九年に七九億二二四四万円、二〇年に八二億六六五五万円と順調に増加する。就任一年目で六億円近くも医業収益を増額させ、四年目には金額で一六億円以上、率で二四％も増加させる。

収入の増加は健全経営の基本であり、健全経営でないと医療設備の投資も抑制される。診療レベルを向上させるにも、職員の意識を高揚させるにも健全経営は重要である。「業務改善を進めた結果、自然に病院経営は改善する」と、竜センターは気負いなくたんたんと話す。それは理想であるが、なかなか自信をもって言えることではない。竜センター長のように診療技術が高く現場を理解したうえ、経営能力が高い医師は非常に少ない。

研究発表と講演

「ＤＰＣ環境下日本のがん医療をどうするか」と銘打ったシンポジウムや千葉国際シンポジウ

ムについては簡単に説明した。そのほかにも数々の研究会や会議を主催し、また司会や講演を実施している。がん対策基本法が施行された平成一九年度の竜センター長の実績を紹介しよう。

平成一九年四月、第一〇七回日本外科学会総会「消化器領域におけるステント治療」の司会をする。同年六月、第一九回日本肝胆膵外科学会「肝胆膵外科に有用な画像診断法―癌の治療戦略は決定できるか―」の総括を行う。同年六月、第四三回日本癌研究会「問題症例検討会五診断／治療」の司会をする。

さらに一九年一一月、第一回超音波治療推進研究会を会長として主催する。一九年三月、第四四回日本腹部救急医学会総会「胆道③」のコメンテーターを務める。厚生労働省の委託研究「症例登録を踏まえた病院共通のコンピューターシステム開発とコストに関する研究」の研究班長として主催する。

次に講演活動をみよう。

平成一九年四月に患者会あけぼの千葉講演会で「がん対策基本法と千葉県のがん医療対策」を、五月にヘルスケアビジネス戦略特別セミナーで「DPC環境下日本のがん医療をどうするか―千葉県がんセンターの試み―」を講演する。

同年六月には患者会マネージメントセミナーで「患者の悩みに相談窓口は応えられるのか」、九月に第四七回日本消化器画像診断研究会で「3D‐CTナビゲーションによる肝切除の工夫」、九月に第一七回医療薬学会年会で「安全で効率的な外来化学療法」、一〇月に第六回県民がんセミナーで「知っておきたい肝臓がんの治療法」、一〇月に患者会支えあう会α（アルファ）公開討論会で「これからのがん医療―病院・地域・在宅のネットワークを―」、同じく一〇月に銚子信用金庫創立五五年記念講演会で「がんから身を守るために」など、数多くの講演を行う。講演で使用するスライドを竜は全部自分で作成する。

一九年一一月にＧＨＣ医療の質と病院経営セミナーで「医療の質と病院経営。ＤＰＣ環境を如何に生き抜くか」を、一一月にがん患者と家族・遺族の会、どんぐりの会二〇周年記念シンポジウムで「患者の視点を重視したがん医療。千葉県がんセンターの試み」を、一一月に四街道つくし座講演会で「知っておくべき癌の基礎知識と予防法」を、一一月に市川東高等学校講演会で「高校生が知っておくべき癌の知識」を、二〇年一月に千葉市医師会在宅医療学術講演会で「がん患者の在宅医療推進のための病診連携について」などの講演を実施する。

講演のタイトルをずらずらと紹介したが、学術研究から患者会、一般から高校生と多岐にわたる講演内容である。とくに患者会からの講演依頼が多くなっている。

毎年海外での講演や研究発表があり、平成一九年度は九月にインド腫瘍外科学会で特別講演を行う。また九月と一二月にはアメリカデトロイトのプロビデンス病院で講演をしている。前年一八年をみると、韓国・スペイン・ボリビア・メキシコで研究発表を行う。竜センター長の幅広い活動には驚くばかりである。

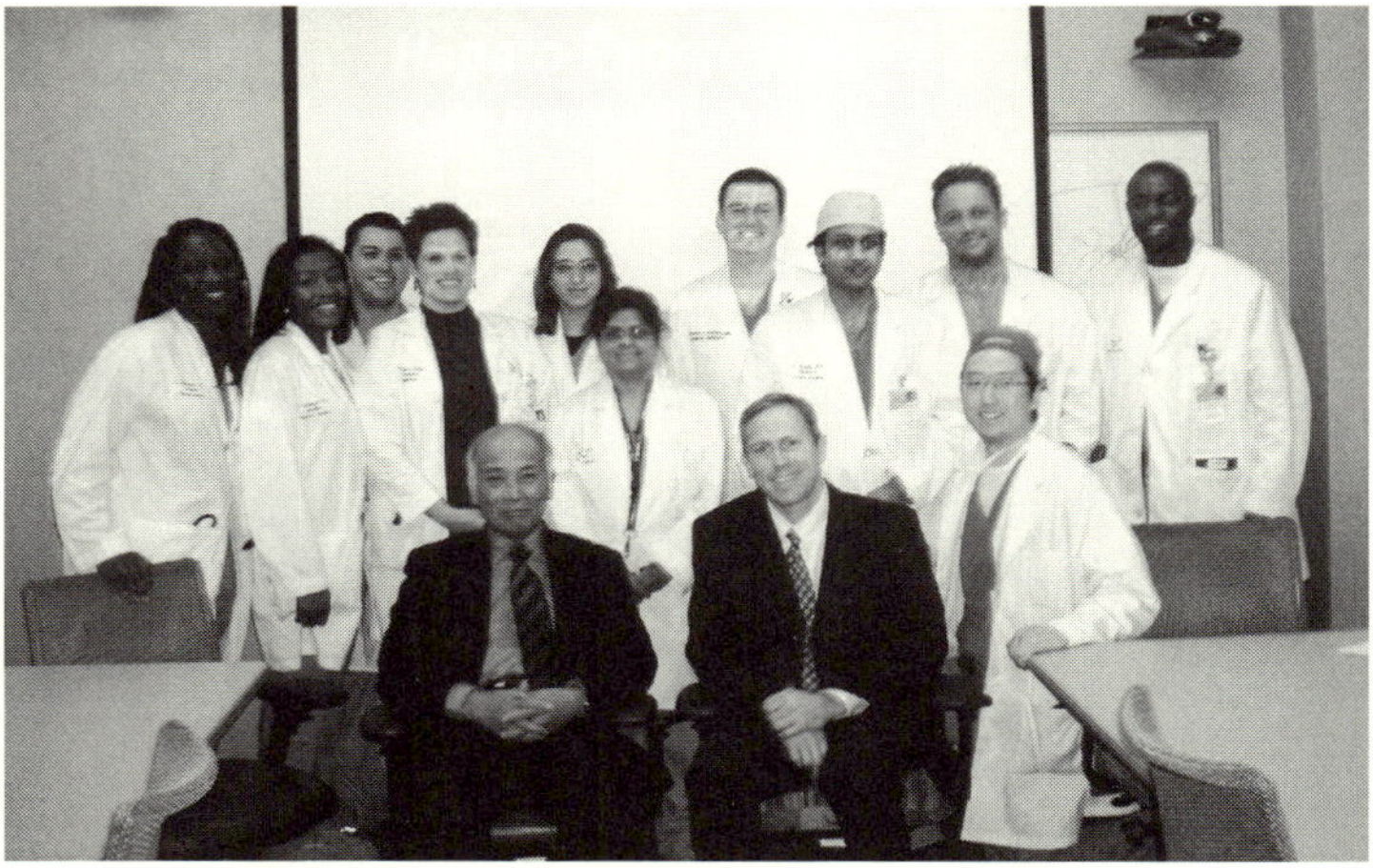

アメリカデトロイトのプロビデンス病院での外科レジデントへ教育講演
（Jacobs 教授と） 2008年

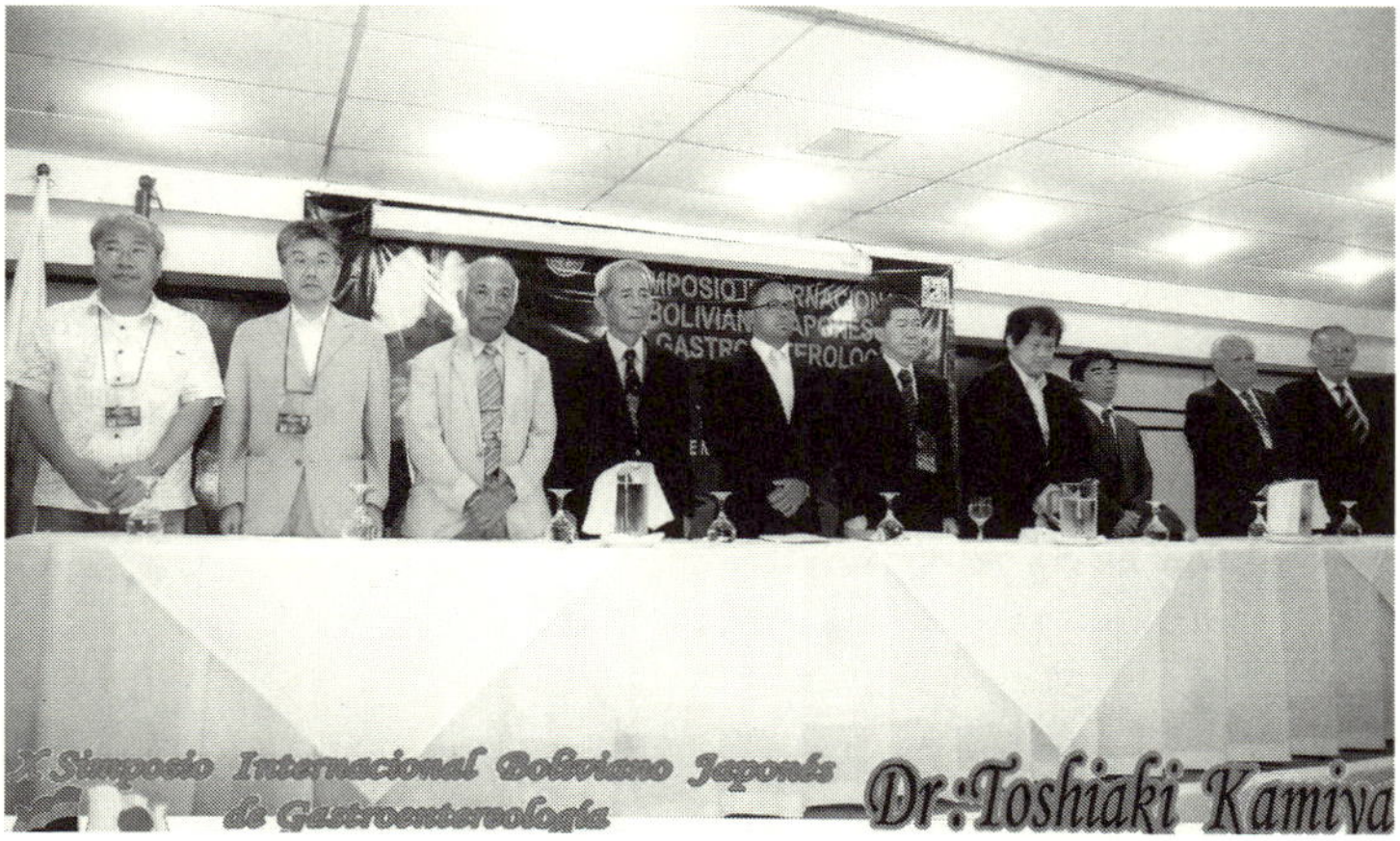

20数年にわたりボリビアの医療支援（Santa Cruz 2010年）

行政と医療の狭間で――●

千葉県行政への不信感

竜センター長は堂本暁子県知事と話が合い、一緒に食事をするなど親しい関係であった。だが最後に堂本県政と対立し強い不信感をもつようになる。理由の一つは千葉県がんセンターが患者や遺族からいただいた寄付金をがん振興研究基金として管理していた。その寄付金を「任意団体で扱うのは不当なお金になるから、寄付金を千葉県に入れなさい」と言われる。

竜センター長は「千葉県のお金ではないので、絶対いやです」と拒否する。「がん研究に役立ててください」と泣きながら寄付した遺族とずっと交流している。一円にまで患者や遺族の思いが伝わる。そんな寄付金をがん研究やがん対策に利用しないで、どう使われるかわからない県に入れることはできない。「死んでもできません」と、最後まで寄付金を県に渡さなかった。

竜は寄付金を公的なお金にしたほうがよいと考える。寄付金を原資に、財団法人の設立を検討したが、資金が不足する。そこで後述するＮＰＯ法人「医療・福祉ネットワーク千葉」を設立する。

また千葉県は千葉県がんセンターの研究部門を切り離し、診療部門単独にする計画を進めていた。研究局は衛生研究所と合併する計画である。「がん治療の推進には、診療と研究は車の両輪で切り離すことは考えられない。千葉県がんセンターは堂本県政につぶされてしまう」と、竜センター長は堂本県政を厳しく批判する。黒字経営で稼いだ金を医療に投資できれば良いが、予算は病院トップでも自由にならない。医師や看護師をふやそうにも、定数条例の規制でセンター長でもふやすことができない。

さらに千葉県の地域医療が崩壊の危機に瀕しているというのに、県行政は医療政策がなく、医療供給体制の整備を考えない。公立病院から医師が減少し、次々と診療制限をしている。千葉大学は地域医療を支える力がなくなっている。それなのに千葉県庁は千葉大学にすがりつくばかりで対策を立てられない。竜センター長は医療改善の提言を行い、県外から呼んだ天下りの病院局長と衝突することが多くなる。

平成一九年一一月、市原市国保市民病院は診療所になり病院でなくなった。二〇年九月末で、銚子市立総合病院が閉鎖する。二〇年四月、鋸南町の鋸南病院は公設民営化する。千葉県立東金病院は一七九床のベッド数を有するが、平成一八年一〇月に稼働ベッドが七〇床にまで激減する。一八年度の東金病院の累積欠損金は五二億七九〇万円に達した。

千葉県の医療崩壊が止まらない現状を何とかしなければと、竜センター長の思いは日ごとに増大していった。

千葉県知事選のテーマに医療問題を

千葉県知事選の投票が、平成二一年三月二九日に予定される。堂本知事は知事選の三選不出馬を表明し、吉田平いすみ鉄道社長を後継者に指名する。そのほか森田健作元衆議院議員・俳優、白石真澄関西大学教授、八田英之社会福祉法人理事長、西尾憲一前千葉県議会議員の五名で争われる。

医療体制に危機感が足りず、地域医療の再生の視点が足りない。そんな知事選に竜センター長はがまんできない。今回の知事選を逃したら次は四年後、その間に医療は崩壊してしまう。医療崩壊を訴えるには今がチャンスである。医療の危機をアピールし、自分の提案を候補者や千葉県民に訴えたい。積極的でバイタリティあふれる竜センター長はやむにやまれず行動に移す。

平成二一年二月二三日、千葉県庁において、竜センター長は記者会見を開く。千葉県民の命と健康を守るため、県知事選の立候補に前向きな姿勢を示す。「今の千葉県には医政がない。知事選の出馬予定者が掲げる政策にも医療の視点が足りない」と、医療政策の充実を訴えて、「竜崇正の医療政策提言・六項目」を発表する。

医師や看護師など医療従事者が必死になり働いているのに、医療崩壊が止まらない現状を何とかしたいと提言を公表する。①千葉県庁への医療総合企画部の設置、②医師確保対策、③光ファイバーネットワークによる医療連携の構築、④安心安全の救急医療ネットワークの構築、⑤女性の働く環境の整備、⑥医療産業の創出、以上六項目の提言である。

提言を簡単に説明すると、①の医療総合企画部は県行政の縦割り組織を見直すもので、担当理事を置き、②から⑥までの施策を、関係部署と連携しながら進める組織である。

②の医師確保対策は、医療事故賠償を千葉県が保証し、医師個人の責任としない。医療事故調査委員会を設置し、医療事故の原因究明と再発防止対策を徹底する。そのほかドクターフィーの導入、海外研修・留学制度、医師の就職斡旋などである。医師が千葉で働きたくなるような環境を整える。

③の光ファイバーネットワークによる医療連携の構築は、高度医療専門病院・中核病院・診療所をネットワークで連携し、機能分担をはかる。相互診療支援により医師不足に対応する。重要な画像診断や病理診断については、複数の専門医による遠隔診断を行う。診断力の向上は医師不足対策だけでなく、医療の安全性を高め患者の不安をなくす。

④の安心安全の救急医療ネットワークの構築は、千葉県に二四時間三六五日の救急医療ネットワークを構築し、脳・循環器・消化器・出産・小児・外傷など重症救急患者に対応する。空きベッドや病院の受け入れ状況を把握して、搬送指令を行う体制を整備する。

五番目の女性の働く環境の整備は、医学部学生の四割近くが女性となり、また看護師や薬剤師の多くが女性である。医療現場は女性を抜きに考えられない。二四時間の託児所や病児保育体制を整備し、女性医療スタッフに働きやすい千葉にする。

最後の医療産業の創出は、千葉を医療特区として、海外の標準的治療を千葉で行えるようにする。ゲノムホートスタディーを中心に、新しい分子標準的治療（がん細胞を攻撃）を開発し、製薬企業の参入を進める。オリジナルな創薬を行い、千葉県内で治験を可能にして製薬産業振興策として展開する。今は日本で開発した薬を韓国で治験を実施する現状がある。ゲノムホートスタディーは発がん遺伝子を解析して、遺伝子に基づいて治療することである。千葉県がんセンターや千葉大学を中心に創薬の研究開発を行い、世界から患者を集めようとする。海外への頭脳流出も防止できる。千葉県が先頭に立って重点戦略で実施すれば可能だという。

提言には夢のようなビジョンが含まれ、千葉県独自の実施は無理と思われるものもある。ただ政治家にビジョンは必要である。提言の衝撃は大きかった。

千葉県知事選に立候補か⁉

「堂本県政の医療政策にはビジョンがない。千葉県では医療崩壊が進行している。どうやって食い止めるか、たたき上げの外科医である私の提案を医療政策の中に生かしていただける候補者が現れれば託したい。いなければ私自身が出馬する考えもある」と、県知事選の立候補を示唆する。

竜センター長の記者会見は医療現場トップの告発である。公務員の職を辞しても立候補する強い覚悟を示す。県立施設の施設長の反乱か、第六の候補者か、地域医療が知事選の争点になるかと、千葉県庁内外に衝撃が走る。

「竜先生は本気で知事選に出るのか？」と、竜センター長の友人知人の間で大騒ぎとなる。「竜先生が出馬すると言うなら全面的に応援する」「医療問題が知事選のテーマとなる」「投票日まで時間がなさすぎる」「当選は無理だから、反対だ」「知事選を戦ったら、お金も家族も失いボロボロになる」など、様々な意見が飛びかう。

竜センター長は医療の現状を訴えるため、真剣に立候補を考える。たとえ当選は無理でも、医療問題を県政の重要テーマとすることが自分の使命と自覚する。少なくても唐突な思いつきではない。

記者会見で公表しなくて正解だったろうが、立候補に備え知事として取り組むべき五項目を掲げる。(1)医療の確保を中心に、(2)農林漁業の復活、(3)環境・エネルギー・工芸技術、(4)観光立県・千葉、(5)社会資本の充実と多岐にわたる政策を立案していた。

記者会見を行うと、各立候補予定者から反応がある。竜センター長は五陣営と面会をして、候補者の意向や政策を確認する。皆、医療改革に取り組みたいと真摯な対応で、一定の成果はあった。

森田陣営の幹部との交渉では、森田を応援したら竜センター長に医療政策担当のポストを用意すると約束した。森田候補者本人とは会わなかった。「口約束ではだめだ。念書を交わせ」とアドバイスする知人(千葉県議会議員)もいる。政治の世界では口約束は意味ないのかもしれない。だが、竜センター長は、「男と男の約束だから、念書までは必要ない」と思う。医療政策提言の受け入れが約束されたことで、竜センター長は立候補を取りやめる。重い肩の荷を一つおろし、正直ホッとする。

一〇一万票余りを獲得した森田健作は千葉県知事に当選する。当選後、竜は森田知事に会い、意欲的に医療政策を説明する。しかし、東京からやって来た千葉県知事は千葉の医療に関心がないようだ。竜の医療政策を採用するつもりがないことが明白となる。竜は二分間で見限り退席する。竜を医療担当に抜擢すれば、千葉県の医療行政は格段の進展がみられたであろう。

竜崇正を支えたもの――•

仕事には遊びが必要

竜センター長は全力で駆け抜けるように仕事をこなしてきた。実にパワフルでスタミナがあると驚嘆する。超人のような活躍ぶりは紹介したので、多忙な様子は理解できるだろう。だから休日はゆっくり休養するのかと思えば、どんなに忙しくても山登りや山スキーを楽しむ。「仕事をするには遊びが必要、遊びがなかったらよい仕事はできない」とまで、竜センター長は言い切る。

過去には通称「立山がんセミナー」と呼んで、藤巻雅夫先生（故人、元富山医科薬科大学教授、元日本消化器外科学会会長）が、がんの専門家を五月の連休に立山に集めた。竜も眼鏡にかない参加する。昼間は自然を楽しむ山スキーに夢中になり、夜は日本有数の学者や医者と真剣な勉強会を行う。

黒木登志夫（元東京大学医科学研究所教授、元岐阜大学学長、元日本癌学会会長）、葛西森夫（故人、東北大学名誉教授、肝臓治療の権威）、船曳孝彦（藤田保健衛生大学名誉学長、元日本消化器学会会長）、佐藤春郎、大倉久直（当時国立がんセンター薬物療法部長）など高名な先生方が参加する。先輩たちはオンオフの切り替えがうまい。皆よく遊び、よく学ぶ人たちである。学問に対する考え方から、幅広い視野、真剣な生き方など、竜は大いに刺激を受ける。

山登りは高校・大学から続く趣味で、国内外の名山に登っている。平成九年からは毎年のようにヨーロッパアルプスでモンブランからマッターホルンまで踏破するなど山スキーを楽しむ。『ヨーロッパ山スキー写真集　粉雪病の仲間たちとの記録（一九九七〜二〇一三）』を古希《こき》の記念に自費出版する。写真集を見ると、荘厳な自

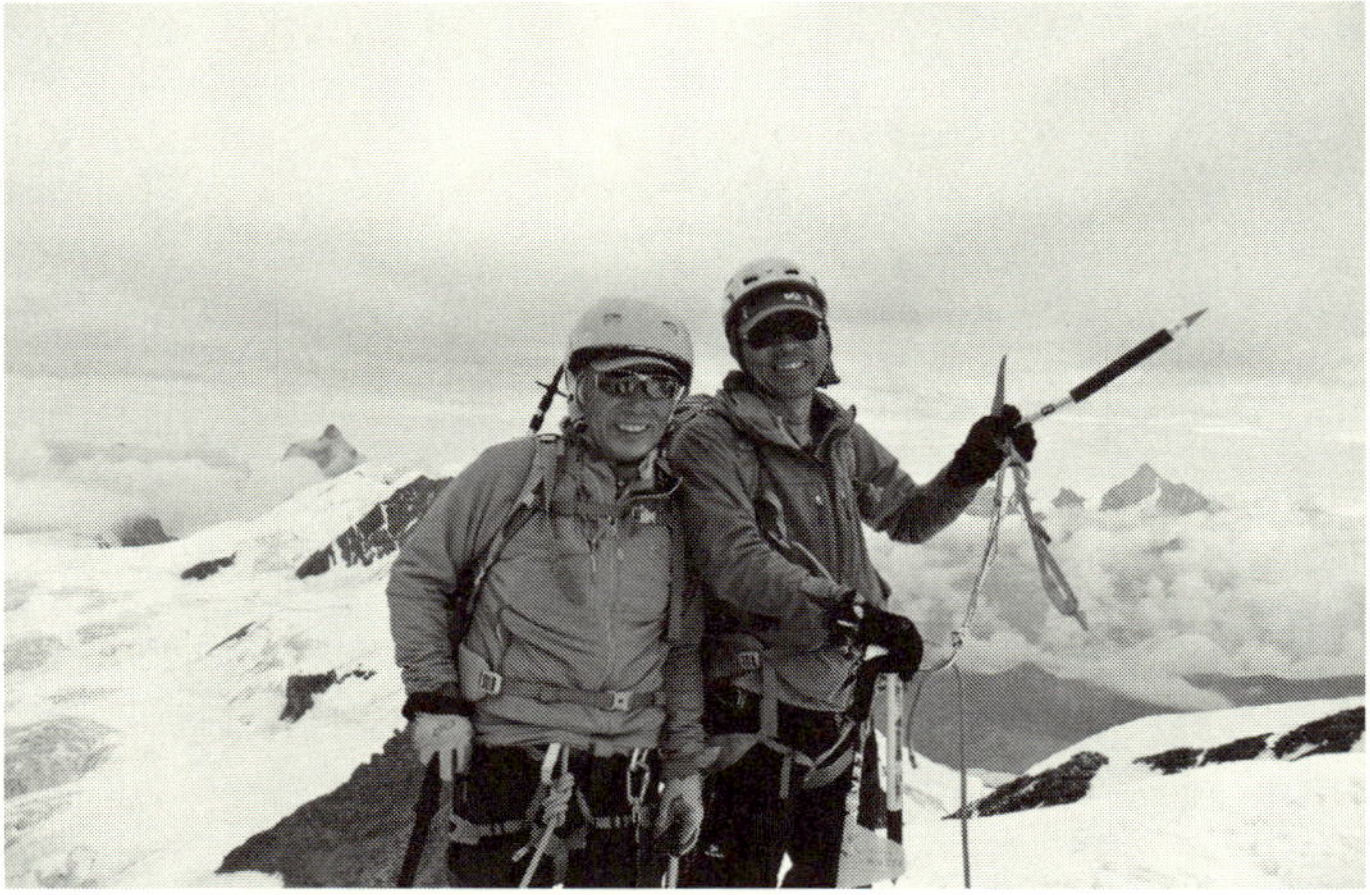

大倉久直とモンテローザ山頂にて　2015年７月

然、雄大な絶景に思わず引き込まれる。すばらしい世界を想像するだけで楽しくなる。平成二六年夏、竜は七〇歳になってもヨーロッパアルプスに挑んだ。モンブラン登頂は残念ながら悪天候により断念する。

遊ぶことで気分転換し疲れを忘れさせ、大きな仕事を成功させる。さらに遊びを通して得た人間関係や勉強は、仕事だけでは得られないものが多い。一流の遊びが一流の仕事を支える。それが一流の生き方であろう。

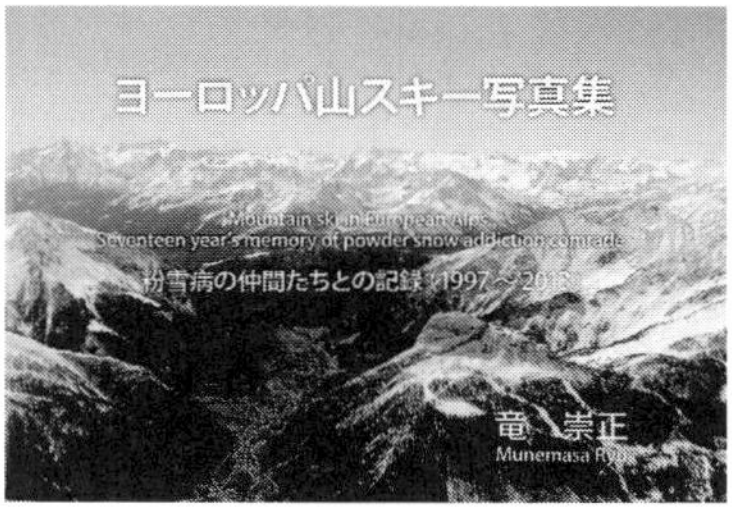

『ヨーロッパ山スキー写真集』

遊びが仕事を支える

千葉県がんセンターには山とスキーの会があり、何度も職員と一緒に山登りに行く。一度も山登りをしたことのない職員も連れていく。共に苦労しながら登山すると、雄大な山々や、可憐な草花が迎えてくれる。また赤や黄色に染まる紅葉に酔いしれる。夜は温泉にどっぷりつかり、ビールや酒を楽しむ。俗世間を離れた別世界で、普段あまり話もできない看護師・薬剤師・検査技師などと、上下関係を抜きにして話がはずむ。各セクションの状況や問題点も見えてくる。業務改善を進めるうえで、竜センター長に貴重な情報をもたらした。

千葉県がんセンターにはテニスの会もある。竜センター長は山登りの先生でも、テニスは決してうまくない。それでもテニスに参加し、一生懸命にラケットを振り汗を流す。竜センター長は実にフランクに職員と打ち解けて話をする。仕事を離れ職員も管理者と普通に話ができるようになる。各現場の話を聞けることは大事である。竜センター長は遊ぶことにより、自然に千葉県がんセンターの現場からの情報を直接入手する体制ができる。

五〇歳を過ぎてくると、どうしても体力やモチベーションが衰えてくる。遊びをするためにも、体力や気力を維持しなければならない。ジムなどで基礎トレーニングを行い、体力の維持をはかる。山登りや山スキーを楽しみにして仕事に励む。遊ぶためにも体力気力を充実させる。結果として良い仕事を成し遂げることができる。張りつめた緊張感をいったん緩ますことで、再び緊張感を持続させるメリハリが重要である。

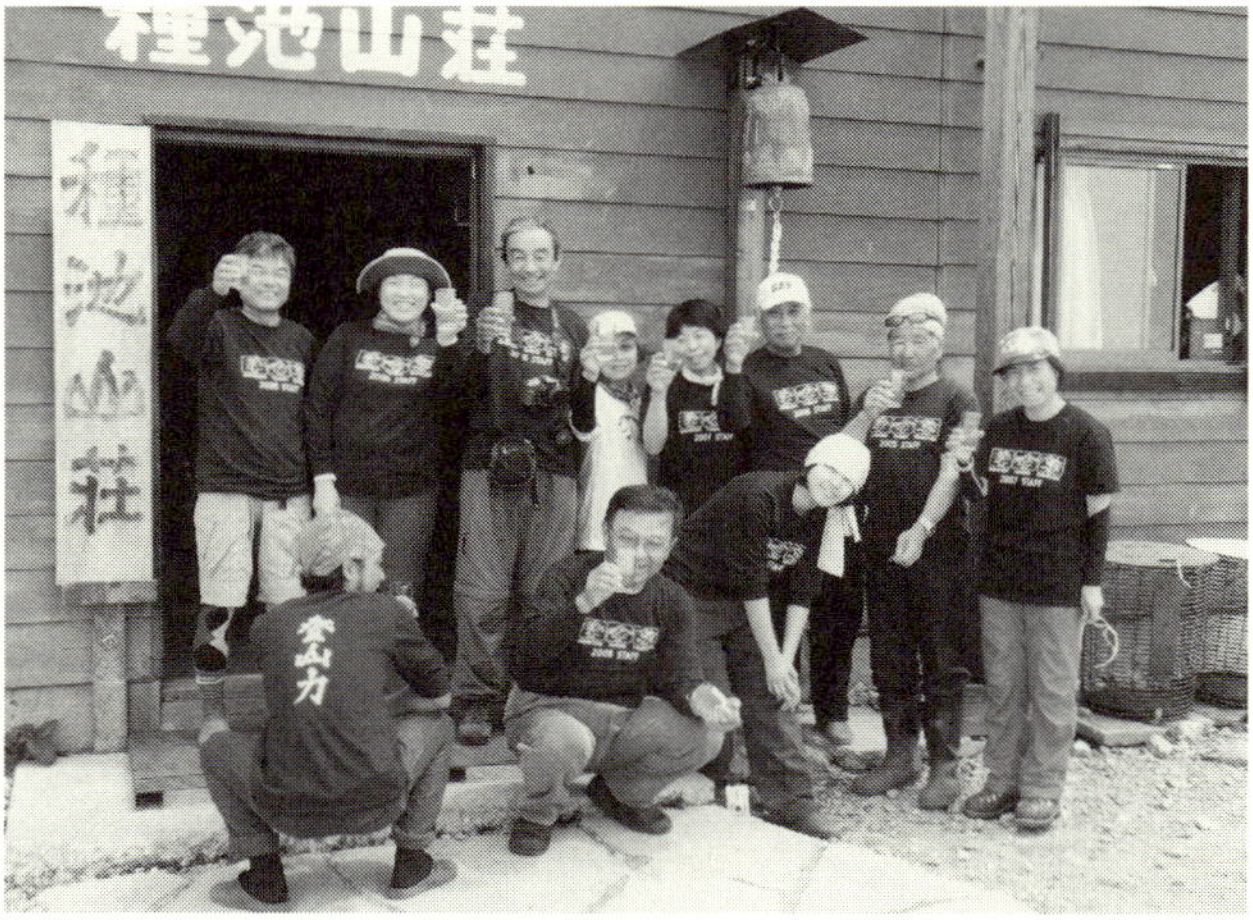

山岳部の仲間と鹿島槍ヶ岳（種池山荘）

千葉県がんセンター長を定年退官

平成一六年四月、国立大学は独立行政法人となる。交付金が削減され、経営の独立化を求められる。千葉大学は東京大学に負けない研究をして、研究費を集めることが生き残る道となる。さらに臨床研修が義務化される。自然に大学医局に入った研修医はマッチング（病院との組み合わせ決定）しないと大学に残らなくなった。地方の大学に研修医不足・医師不足がまん延する。千葉大学には千葉の医療を支える体力も気力もなくなる。

だから千葉大学に任せるだけでなく、千葉県として地域医療を支えなければならない。竜センター長は地域医療の体制つくりを提案する。医療政策提言を採用する候補者がいなければ、自ら知事に立候補するとまで発表する。

この行為は現役の県立施設の施設長が知事に反旗を翻す、極めて異例の行為と堂本県政は理解したようだ。確かに異例な行為だろうが、知事に逆らうという意志はなかった。

平成二一年三月末、千葉県がんセンターを竜は六五歳で定年退官する。これまでみてきたようにがんセンターの業務の改善・診療水準の向上・経営の改善に対し、竜は多大な功績を残している。誰よりも大きな功績であろう。

しかし、声を上げると、「干される」という苦い体験が竜にも待っていた。名誉センター長の栄誉を贈られることもなく、名誉職を用意されることもない。紹介されるポストもなく徹底した無視である。

そんな無視に竜は負けない。予想されたことであり、さらに発奮する。在野にあり、医療を守り育てることが自分の使命だと確信する。無冠の帝王、まさに竜にふさわしい生き方である。患者中心の医療体制、千葉の医療の再興を目指し、情報発信の場をつくる。定年後の第二の人生は医療現場の声を政策にまとめて提言する、政策シンクタンク「医療構想・千葉」の設立運営にかける。

これからが楽しみ、生きがいだとばかり精力的に活動する、竜の第二の人生を次に検証しよう。超高齢化社会の日本において、定年後の第二の人生の過ごし方は切実で重要なテーマである。

第3部

地域医療再生への挑戦

新たな挑戦へ――•

「医療構想・千葉」の発足

千葉県庁記者クラブで会見を開き、竜は医療政策提言を発表する。そうすると賛同して、あるいは心配して多くの同志が集まってくる。医療関係者や患者体験者など、知人もいれば面識がない人もいる。

皆、医療現場から声を上げ政策を提言することは重要と考える。ただし、知事選への立候補には憂慮する人が多かった。当選の可能性はないに等しく、知事選挙を戦ったらお金を失い、家族もバラバラになると懸念される。

たとえば市会議員のレベルでも立候補すると言えば家族は反対するのが普通である。まして政治の素人が県知事選への立候補など、家族の反対は誰でも予想できる。竜の奥さんは諦めているためか強い反対はしない。だが、娘さん（消化器内科医）は、「立候補するなら親子の縁を切る」と、大反対で引きとめる。

先にみたように医療政策提言を立候補予定者が受け入れたことで、竜は立候補を取りやめる。記者会見を契機に集まった同志と何度も医療問題を議論する。医療現場の声を医療行政、医療政策に反映させる必要がある。先の提言は竜の個人的な提言である。竜は看護師でもなければ、患者でもない。また個人の視点ではどうしても偏ることもある。

そこで提言を深め、幅を広げるため、集まった仲間たちと政策シンクタンク「医療構想・千葉」の設立を決める。千葉県がんセンター長を定年退官後、医療政策を訴えることは自分の使命と痛感する。竜の立場や役割を考えたとき、知事選への立候補以上に重要だろう。

平成二一年三月三日、まだ竜は千葉県がんセンター長であったが、千葉県庁記者クラブにおいて、「医療構想・千葉」の発足を発表する。千葉県で医療・福祉の現場を体験したことを活かし、「千葉県を日本で一番安心に暮らせる県にしましょう」と活動方針を公表する。代表は竜が務める。スポンサーはなく、「ゼロ」からの出発である。そのため考え方や行動の制約は受けず、自由な思考と活動が約束される。

「医療構想・千葉」のホームページから竜代表の意気込み（あいさつ）をみよう。

「日本の地域医療は危機的な状況にあります。これを食い止める政策を提言するためのシンクタンクを立ち上げます。（中略）地域に根付いた実践、地球規模での思考をモットーとする、医療関係者、患者体験者、ご家族などからなる医療政策提言集団です」

日本の医療行政を、竜は厳しく批判する。臨床の現場を知らず、責任も取らない官僚が二年程度で頻繁に移動する。事なかれ主義、前例主義で、前任者の古い通知を変えようとしない。そんな医療行政に風穴を開け、医療現場や患者の声を吹きこませる。議論を重ね、シンポジウムや研究会などを開催する。世論をリードし、政策立案などを「医療構想・千葉」で提案すると決意表明する。

第二の人生開幕

平成二一年三月末をもって、竜は千葉県がんセンターを定年退官する。千葉県がんセンターの診療体制を強化し、赤字を黒字経営に変え、千葉県のがん医療を推進した功労者にどこからも声がかからない。それなら自らの力で、定年後の人生を自由に切り開くだけである。隠居してゴロゴロしながら好きなことをするのも悪くはないが、そういう選択肢は竜にはない。

千葉県の生んだ偉人・伊能忠敬は第二の人生をみごとに生きた人物である。人生五〇年と言われた時代に、四九歳で名主を隠居し五〇歳で幕府天文方の高橋至時《よしとき》に弟子入りして、世界を驚嘆させる正確な日本地図を作製した。人生を二度生き切った郷土の偉人がまぶしく輝いている。

現代は六五歳以上の高齢者が三二九六万人（平成二六年）、二五・九％に達した超高齢化社会。長生きする幸せな時代である。平均寿命は男女ともに八〇歳を超え、今や人生九〇年の時代である。だから定年後の第二の人生の送りかたは重要である。終わりよければすべてよし、生きがいを感じ生き切ることが求められる。仕事のしがらみもなく、竜は医療問題に自由に取り組み、第二の人生を充実させる。

医療再生の起爆剤とすべき第一歩は、「医療構想・千葉」の発起人や仲間たちと、設立を記念するシンポジウムの開催である。竜は第二の人生を突き進むべく、小さな一歩を踏み出す。

「医療構想・千葉」の発起人は亀田信介亀田総合病院院長、村上信乃旭中央病院名誉院長、黒木晴郎外房こどもクリニック院長、中村宏クリニックあしたば院長、藤塚光慶前松戸市立病院院長、増山茂了徳治大学学長（現在東京医科大学病院教授・国際登山医学会副会長・日本登山医学会事務局長）、飯田加奈恵杏林大学保健学部教授、齋藤とし子あけぼの千葉代表（千葉県がん患者団体連絡協議会委員長）、野田真由美支えあう会α（アルファ）運営スタッフ、田口空一郎構想日本政策スタッフなどである。

「医療構想・千葉」の設立記念シンポジウムを、竜代表は次のように呼びかける。

「都市部でも始まった医師不足やそれによる救急患者の受け入れ困難、自治体病院の相次ぐ閉鎖・縮小など、医療崩壊の危機に瀕する千葉県。私たち「医療構想・千葉」は、医師や患者という立場を超えて、現場から声を出し合い、熟議し、実効性のある医療ビジョンや政策提言を打ち出す息の長いネットワークを構築したいと考えています。今回はその設立を記念する第一回目の集まりです。県内外を問わず、千葉の医療再生を願うすべての皆さまのご参集をお待ちしております」

平成二一年六月一三日、千葉市内のホテルにおいて、「どうする？ 千葉の医療崩壊 現場からの医療再生提言に向けて」と大きくタイトルを掲げて、「医療構想・千葉」の設立記念シンポジウムを主催する。竜が知事選に出馬しようとした思いとつながるシンポジウムである。受付や会場設営に大勢のボランティアが駆けつける。定員一五〇席はほぼ満席となる。

設立記念シンポジウムは医療関係者各層の期待を集める。参加者は、県会議員、市会議員、地方政治関係者、中核病医院関係者、地域医療関係者、自治体関係者、患者団体、製薬会社、法律関係者、厚生労働省医系技官、県医師会理事など、多彩な顔ぶれである。

設立記念シンポジウムの開催

竜は「医療構想・千葉」の代表として、設立記念シンポジウムで、「千葉県内の優秀な医療資源を活かすため、地域に根付いた実践地球規模の思考の考え方に立って政策提言していきたい」と開会を宣言する。医療現場から提案し、輪を拡大していこうと決意を示す。

つづいて小松秀樹虎の門病院泌尿器科部長（現亀田総合病院副院長）による「この国に起きている医療崩壊の次のステップは何か？」と題する講演がはじまる。小松氏は『医療崩壊、立ち去りサボタージュとは何か』（朝日新聞社）を執筆するなど、現場から意欲的に発言する医療界に影響力をもつ人物である。

小松氏の講演を簡単に紹介しよう。医療と司法の問題を冷静に分析し、医系技官や科学にもするどい指摘を行い、日本医師会を三分割する大胆な提案を行う。

「自治体財政健全化法が動きはじめた。数年来目立っている公立病院の閉鎖が一気に加速される。平成二一年二月、厚労省は一〇カ所の厚生年金病院と五三カ所の社会保険病院の売却方針を決定した。医療崩壊は経営主体の立ち去りサボタージュという未曾有の局面に入った。

今後、日本の医療は大混乱に陥る。

医療と司法では考え方が異なる。司法は過去の規範で未来をしばるが、医療は未来に向かって変化し続ける。難しい症例は常に初体験だ。厳密な認識をもとに頭の中で再構成した症状と、もっている方法を、想像力で結びつけることが優先される。新たな知見が加わり、進歩がある。

司法は、医療の言語をそのままでは使わない。司法の言語におきなおし、司法の論理で医療の問題を扱う。

医系技官（医師免許をもつ役人）は行政官であり、医学より法を優先しなければならない。科学的見地から実情を監察して、現実的な対策を考えるより、過去の法令にしばられる。法令に科学的合理性があるかどうか、法令を現状に適用することが適切かどうか判断しない。医系技官は医師免許を持っていても、医師としての良心より、法律が優先される。そもそも、多くは医師としての実績がない。

新型インフルエンザ問題で観察された厚労省の医系技官の問題点は、無理なことを規範化すること、科学的な認識が苦手なこと、人権侵害に安易に手を染めることである。厚労省に対するチェックシステムとして考えられるのは、政治と科学である。行政官は政治の支配を受ける。これまで、科学からの政治に対する働きかけはほとんどなかった。科学と社会のあり方について、科学側はこれまでの行動を真摯に反省する必要がある。

実情を無視した政策は、厚労省が立案し、日本医師会（日医）が承認することによって決定されてきた。日医は経済的利益や能力不足のため、厚労省の政策決定の道具として機能してきた。医療を再建するためには、この過程を変革して、医療行政を現実の認識に基づくものにさせなければならない。現在の医療崩壊現象は、病院医療の崩壊である。日医は病院医療崩壊の主犯ではないが、消極的協力者であった。

日医を三つに分割することを提案する。①開業医の利害を代弁する団体、②勤務医の利害を代弁する団体、もっとも重要なものが③公益のための医師の団体である。開業医と勤務医の利害は明らかに異なり、別々に主張したほうが健全である。勤務医の声を抑圧していることが日医の立場を悪くしている。勤務医にとっては、個人の収入より適正な労働環境で安心して誇りをもって働けることがはるかに重要である。

二〇〇八年九月に私が発表した『医療再生の工程表』では、医師を代表する公益団体を三年以内に設立することとした。この団体は民による公を基本原理とする。質の高い医療の公平で継続的な提供のため、官をチェックし、自ら律していく。情報センターとなり、あらゆる生の情報を集める。研究者に研究材料を提供し、有益な研究を支援する。政治やシンクタンクに情報を提供して、政治が行政から独立して政策を考えられるようにする。政治を正確な情報を通じて動かし、医療行政の根拠を規範ではなく実情認識におくようにさせる。医療の質向上をもう一つの責務とする」

千葉県の医療崩壊　その処方箋は?

「医療構想・千葉」の設立記念シンポジウムは、亀田信介亀田総合病院院長の「千葉県の医療崩壊　その処方箋は？」と題する講演に移る。亀田総合病院は南房総の鴨川市に立地する、日本最大級の私立総合病院である。一般病床八六五床、精神科五二床で、三四診療科、医師四二一名を抱える。過疎地にもかかわらず、研修病院として人気の高い病院である。亀田院長による厳しい医療界とざん新な改革案を簡単に紹介する。

「平成一七年には、男性七八・五六歳、女性八五・五二歳と世界一の長寿国家となった。人間にとって長寿は夢である。医療制度の充実と医療の質の向上と高度化が大きく貢献した。急激な長寿化、少子高齢化に社会システムが追いつけず、社会システム全体が破たんしてきている。医療制度の破たんもこの中の部分的現象である。医療費全体の五〇％が六五歳以上の方が使用している。

平成一八年の日本の人口一〇〇〇人当たりの医師数は二・一人で、ＯＥＣＤ（経済協力開発機構）三〇カ国中二七番目と低い水準にある。医師を増やす即効性のある方法として、医師国家試験を年二回行うことを復活させるべきである。コメディカル（医師以外の医療従事者）の権限拡大などを含め緊急な対策が求められる。

超高齢化社会は急性期病院における看護に大きな影響を与えている。医療、看護の必要度とは別に、急性期病院においても高齢化により介護必要度の高い重症患者が急増し、看護師の疲弊感につながっている。経済的補償のうえに介護スタッフの充実を図ることで看護師本来の仕事に専念できる。看護師の専門性を高める教育も必要で、医師不足への対応に大きな役割を果たす。

医療費抑制政策が病院経営を悪化させる。最近の診療報酬や薬価改定はマイナスに推移している。平成一四年度マイナス二・七%、一六年度マイナス一%、一八年度マイナス三・一六%、二〇年度マイナス〇・八二%と医療費は削減されている。

自治体病院をはじめとする公的病院には、診療報酬以外に他会計から繰り入れがある。医療費抑制策によって診療報酬が減った分は、他会計からの繰り入れで補てんされてきた。財政基盤の弱い自治体が開設している病院の多くが崩壊の危機に直面している。医療費抑制政策は自治体本体の財政を圧迫している。

医療崩壊への処方箋は医療経済システムの改革、病院経営システムの改革、医療提供システムの改革の三つがある。

一つ目は本業の収入で組織の継続が可能であるべきで、補助金に頼らざるを得ない状況は、不公平性や官僚支配、天下りなど様々な非効率を生む。真の医療費を把握し、補助金でなく診療報酬に反映すべきである。

二つ目は病院経営システムの改革の提案である。公的病院の構造では、診療報酬のみで経営することは不可能である。現実的には非公務員型組織への移行が不可欠と考えられる。

三つ目が医療提供システムの改革である。ＩＨＮ（統合ヘルスケアネットワーク）による効率的な医療提供システムを構築する。ＩＨＮとは一つの診療圏を面でとらえ、急性期病院・亜急性期病院・診療所・検査画像センター・リハビリセンター・介護施設・在宅事業所など、医療資源を効率的に網羅的に提供するシステムである。専門医制度改革、コメディカルの業務範囲拡大、医療と介護の統合を推進する。

これらの改革を同時に行うことにより、公平で適正な評価、医療者のモチベーション向上、政治の道具や官僚支配からの脱却による無駄の排除等が可能となる。平均寿命九〇歳の社会に耐えうる医療制度が構築できる。その実行のためには、縦割り行政や政党、派閥にこだわらない強力なリーダーシップが必要である。首相公選制度を導入すべきである」

ＩＨＮは限られた医療資源（人材・医療機器・医療資金）を効率よく有効に活用しようとするもので、世界の潮流になろうとしている。千葉県北東部では旭中央病院を中心として、南部では亀田総合病院を中心として、ＩＨＮを構築できると指摘する。地域に安心して住むには、中核となる総合病院が必要である。

白熱する質疑応答——

地域医療を支える〝志〟

小松・亀田両氏の講演は革新的で興味深いものである。その後の質疑応答は、「日本医師会は敵だ」「千葉大病院がなければ千葉はよくなる」など、過激な意見が飛び出し白熱する。熱意のこもった議論を抜粋要約して紹介しよう。

会場　銚子市立総合病院が閉鎖され患者が旭中央病院へ押しよせ、勤務医が疲弊している。このままでは成田まで含め地域の病院が撤退してしまうのではないかとすら言われている。旭中央病院の法人化が否定された。公的な病院が非公務員型になると不採算部門をやらなくなると誤解があったようだ。

亀田　旭中央病院は本当に忙しくやっている。医師たちも限界まで働いている。旭中央病院の規模の病院がおかしくなれば、平気で月に数億円の赤字がでてくる。そのときに旭市の財政規模で持ちこたえられるか、そこを考えてほしい。お金を払わない人をヘリでどんどん亀田に送り込んでくる。小児科だけで毎年二億円の赤字だし、未払い金も毎年八〇〇〇万円くらいある。ウチ（亀田総合病院）くらい公的医療をやっているところが他にあるか。設立主体の問題ではなく、志の問題だ。今の旭中央病院のメンバーが運営する限り、不採算部門から撤退することはありえない。

小松　自治体病院はどんなに頑張っても自分たちだけで自立することはできない。首長と議員の資質に依存する。地方議員の中には、病院をシマだと見なして毎日出勤するようなのがいる。しかも、その議員は病院の納入業者。これでは絶対にやっていけるはずがない。

竜代表　国民の医療不信を招いたのは、一部の医療機関が隠ぺいしてきたからで、それで医療費が減額されてもかまわないという国民のコンセンサスにつながってしまった。今は、どこも隠さずオープンにしているはず。

医療で被害者加害者という関係はおかしい。医療で死ぬことがある。そこは分かってもらったうえで、お互いに緊張関係をもてればと思う。

千葉県に医学部を

会場　千葉の医療再生のためにアドバイスをいただきたい。

小松　千葉・茨城・福島県の浜通りまで、ひどく医師が少ない。千葉県の人口は六〇〇万人、割合から言えば、医学部が四個あってもよい。しかし、千葉大一個しかないうえに、千葉大は西しか向いていない。千葉に必要なのは医大。東と南をカバーできるように、メディカルスクールを造ったらどうか。

亀田　二〇一二年に四年制の看護大学を設置して、この先は介護にも乗りだす。メディカルスクールも法改正があれば手を上げる。ＩＨＮをつくって集中と分散をきちんとすることだ。銚子は旭中央病院が市立病院でなければ、十分にサテライトできたはず。あそこは旭中央病院がトップ、安房はウチがトップでＩＨＮをやればいい。

千葉大の話が出たが、あの大学病院がなければ、千葉はもっとよくなる。市中病院の部長を臨床教授にして、学生や研修医を送り出せばよいものを、全部抱え込もうとするからおかしくなる。うちがメディカルスクールをつくったとしても、亀田を大学病院にしない。旭・松戸・君津・成田にお願いして、臨床病院になってもらい、全県でやっていく。なぜうちの三分の二しか症例がないのに、五倍も研修医を集めようとするのか。だから研修医が集まらないということに早く気づいた方がよい。

会場　一般の勤務医が問題に立ち向かおうとするとき、立ち去る以外の方策はあるのか。

小松　いろいろ方法がある。ここに来ている上先生（昌広、東京大学医科学研究所特任准教授）は情報を大量にいきわたらせることで世の流れを変えた。大野病院事件のときには、メーリングリストが大いに役立ったと聴いている。そんなことより一番大事なのは選挙だ。

改善のリサイクルが持続していくためには、厚生労働省をチェックできるだけの医師の組織が必要。そのために医師会を変える必要がある。私は開業医を敵だなどと言ったことはない。しかし、日本医師会は敵だ。日本医師会は、明らかに勤務医に対して敵対行動を取ってきた。その謝罪もいまだにない。

千葉の医療を崩壊させせない

竜代表　「医療構想・千葉」で議論してネットを通じて発信していくのも大事じゃないか。銚子だって、元の市長が大学を誘致するのに一〇〇億円近く使って、病院に赤字が出たからといって、医師の給料を下げたのがきっかけで崩壊した。選挙でいい人を選ばないと無理だ。変な人を選んだら病院なんてあっという間につぶされる。（注：銚子市から千葉科学大学への補助金は三年分割で総額九二億一五〇〇万円と議決した。だが、大学側の一部辞退により七七億五〇〇〇万円となる）

旭中央病院は、旭市民が偉かったからあれだけの病院ができたんじゃないことは忘れないでほしい。諸橋芳夫という医師が東大から寒村の小さな病院にやってきて、一所懸命地域医療をやった。その志に共鳴した医師が全国から集まってあれだけの病院になった。その旭中央病院がやりたいことをさせない旭市民とは一体何なのか。日本一有名な病院が不採算部門を切り捨てるはずがない。バカにしないでほしい。

せっかく上さんが来ているので、闘い方について一言いただきたい。

上　知り合いに一人ぐらい情報発信にたけていそうな人がいるはず。その人に問題点を伝える。そうするとまた知り合いが自分にできることをする。そうやって連鎖させていろいろな方に問題点を知ってもらったらいい。

千葉は医師が極端に少ないことで飛びぬけている。現状を知らせれば、やまっ気のある優秀な人たちが勝手に集まってくる。問題点を隠していると、誰にも気づかれずに終わってしまう。問題点さえ明らかにすれば、解決する人が必ず出てくる。

これ以上千葉の医療を崩壊させないと、過激な議論が熱く交わされる。第一回目の集まりとしては大成功と言ってよいだろう。日本医師会は勤務医の敵、千葉県に医大の新設、自治体病院における首長の資質、ＩＨＮ構築の提案など、大きくて根本的な問題が投げかけられる。千葉の医療界は竜の活躍を必要としているようだ。記念シンポジウムは竜が閉会を宣言し終了する。同会場で講師や発起人を囲んで懇親会が開催され、議論はいっそう深められる。

医療崩壊を阻む――•

第二回シンポジウム

「医療構想・千葉」は医療界で注目され、インターネットなどで盛んに紹介されるようになる。医療に危機感や閉そく感をもつ人々へ、竜代表のなんとかしなければという熱意が届いた。

平成二一年一〇月二五日、「医療構想・千葉」の第二回シンポジウムが浦安市の了徳寺大学を会場にして開催される。「医療崩壊から再生へ　患者の視点で考える」をテーマに、一四〇名余りの参加者が熱心に講義や議論を繰り広げる。

会の冒頭で、鈴木寛文部科学副大臣（超党派医療現場の危機打開と再建をめざす国会議員連盟幹事長）から、シンポジウムのお祝いメッセージが上映される。期待と応援を込めた言葉が次のように披露される。その後、鈴木氏は文部科学省参与、東京大学と慶応義塾大学の教授に同時就任する。

「千葉の医療を立て直そうと、現場から改革ののろしをあげられる。本当にすばらしいことと思います。今まではお上まかせで、県庁が、厚生労働省が、と待望していました。竜先生のリーダーシップによって本当に大勢の方々が頑張ってくださることを大変嬉しく思いますし、全国各地の皆さんにもご紹介して、千葉から日本の医療改革が新しく始まったんだと申し上げ、応援させていただきます。

改革はすべて『人』でございます。すばらしい志のある人々が繋がると同時に、若い、日本の医療現場を何とかしようという人たちの絆を作っていく。そういうことに取りくんでいただくことをお願い申し上げて、お祝いのメッセージとさせていただきます」

さらに鈴木副大臣と竜代表の対談映像が、シンポジウムの第二部の前に流される。多忙にも関わらず時間を作る。鈴木副大臣の「医療構想・千葉」に対する期待の大きさがわかる。

竜代表による、「これまでの日本の医療は、厚生労働省の決定・通達を遵守し続けた結果、崩壊に至った。今こそ医療人・患者・一般人が、皆で声を上げ、下から上に政策を提案しなければならない」との力強い主張が会場に響いた。

再生への提案

シンポジウムの第一部「再生への提案」が注目の中ではじまる。黒木晴郎発起人（外房こどもクリニック院長）による「新型インフルエンザは医療現場に何をもたらしたか」の講演が最初に行われる。

世界を震撼させた新型インフルエンザは日本の地域医療を混乱させる。厚生労働省は発熱相談センター（保健所）に連絡し、指示に従い発熱外来を受診する体制を取った。この医療体制はインフルエンザ以外の疾患の診断・治療を遅らせる。発熱でかかりつけ医を受診しても小児の診療拒否がみられた。小児はインフルエンザ以外にも多くの疾患が発熱を伴う。発熱に医師の診断は必須である。発熱のある者は発熱相談センターに連絡を取るという指示は、現場を把握しない誤った指示である。誤った指示（通達）は地域医療に大きな混乱を招き、現場の医療者と住民の負担となる。

健康な兄弟の自宅待機や保護者の出勤を控える指示など、公衆衛生学的に意味があるとは考えにくい措置が取られることが多い。ファックス処方容認も医療の根幹に触れる問題である。

現場の医療者の裁量を最大限に尊重すべきである。それを支援することが行政の本来のあり方であろう。行政の通達と医療現場のかい離を新型インフルエンザが露呈させる。

日本脳炎はワクチンの普及によりほぼ制御できた。しかし、厚生労働省は積極的接種を差し控えると通知した。日本脳炎の危険は常にある。制御されていたワクチン予防疾患を行政の指導により危険な領域に導いた。

つづいて平井康夫氏（癌研究会有明病院検診センター長、東京女子医科大学産婦人科准教授）による、「子宮頸がんはワクチンにより予防可能である」と題する講演が行われる。子宮頸がんは年間九〇〇〇人が発症し、二七〇〇人が死亡している。この若い女性の死亡をワクチンで予防できると熱弁をふるう。ワクチンは副作用が問題だとされるが、ＷＨＯ（世界保健機関）はＨＰＶワクチン一億八〇〇〇万回の接種を分析し、「安全性は極めて高い」と結論を下している。

後日談になるが、平成二二年三月二日、「子宮頸がん予防ワクチン接種の公費助成推進実行委員会」（共同代表仁科亜希子・土屋了介）の設立記者会見に竜は委員として参加する。さらに七月二一日、同委員会は厚生労働省を訪ね、長妻昭大臣に予防ワクチン接種の公費助成を訴え、五万二一四八名の署名と要望書を手渡す。

「医療構想・千葉」は平成二二年二月一二日に森田健作千葉県知事あてのワクチン接種の公費助成の要望書を提出する。さらに竜代表と増山茂発起人は、二二年二月一九日に熊谷千葉市長を、三月四日に松崎浦安市長を訪ね、公費助成の要望書を手渡している。

便利な自動車や飛行機、病気を治す薬剤、そしてワクチンもリスクゼロはあり得ない。副作用の速やかな救済制度を整備し、ワクチン不信を軽減する必要がある。厚生労働省は子宮頸がんのワクチンを接種した女性約三八八万人のうち、副作用が報告された二五八四人の追跡調査を行う。

一八六人が頭痛・倦怠感・関節痛などの症状がいまだ回復していないと報告する。子宮頸がんの患者は増加しており、毎年三〇〇〇人近くが死亡している。対応は急がれる。

ワクチン後進国日本

シンポジウムに話を戻そう。平井氏の後を受け、園部友良日本赤十字医療センター顧問による、「ワクチンで日本の子供を守ろう　世界のワクチンの常識から大きく外れたワクチン後進国日本を憂いて」と題する講演が実施される。園部氏は「ＶＰＤ（ワクチンで防げる病気）を知って子供を守ろうの会」代表として活動する。講演を要約して紹介したい。

「日本はワクチン後進国で、日本の予防接種の常識は世界の非常識である。ワクチンでほぼ防げるか、軽症化できるのに子供を守らないのはネグレスト（無視・放棄）という虐待に近いものである。

平成一九年の私の推計では麻疹（ハシカ）は約一〇万人かかっているが、アメリカでは四三人、おたふくかぜは日本で七〇万人、アメリカで八〇〇人かかっている。ハシカでは日本は世界に対し加害者の側面がある。話題の細菌性髄膜炎は日本で八〇〇人、アメリカで二二人となっている。かかると約五％は死亡して、約二五％の人に後遺症が残る。

ＶＰＤはワクチン代の方が、接種せずにかかったときの総医療費より安い。子供の健康が守られて、ご両親の支出だけでなく、日本全体の総医療費も減る。

アメリカでは、ワクチンを接種していないと保育所や学校に入園、入学できない義務接種制度をとっている。

一番誤解されているのが副作用である。ワクチンを受けた後に悪いことが起こるとすべてワクチンが悪いと考えられる。悪いことは正式には有害事象と呼ぶが、厚労省は有害事象と呼ばず、副作用と名づけている。昨年のインフルエンザワクチンで重い副作用と報道されたが、最終的に判定委員会は『重い副作用に分類された方のほとんどはワクチンと関係ない』と判定した。

ワクチンが原因と疑われた赤ちゃんの突然死症候群や自閉症など、多くの病気は正確に調査すると、ワクチンを受けた人も受けない人も病気の発生率にまったく差がない。ワクチン以外に考えられないとされた脳炎も、ワクチンと関係なく毎年一〇〇〇人の子供がかかっていることもわかってきました。ＷＨＯは『日本脳炎は大変重大な病気で、ワクチンで防ぐしかない』と声明をだしている。

ワクチンに真の副作用はあっても接種する意義は大きい。子供は日本の未来、尊い子どもの健康と命を守るため、予防接種制度の根本的な改革が必要である。小児科医にだけ任せないで、皆で一緒に活動しよう」

日本はワクチンの後進国で子供の命と健康が脅かされているとの指摘に驚かされる。だが、専門家の間では常識だとされる。

シンポジウムは第二部が「どうする？　患者の望む医療、患者を守る医療」のテーマで熱心に行われる。パネラーは千葉県がん患者大集合２００９を受けて齋藤とし子千葉県がん患者団体連絡協議会会長と、未来のＮＩＣＵ（新生児集中治療室）医療のために神奈川で取り組んでいることを豊島勝昭神奈川県こども医療センター新生児科の二人である。司会は竜代表と増山茂発起人が行い、白熱した討論が繰り広げられる。

タブーに挑戦！　成田に医学部を――•

第三回成田シンポジウム

竜代表は次の目標を国際都市成田に決める。さっそく小泉一成成田市長や関根賢次副市長などと面談する。「成田市のために何かやらなければ、古い体質に胡坐《あぐら》をかいていてはだめだ。騒音の迷惑料をもらっているだけでは成田市の発展がない」と、小泉市長と竜代表の考えはほぼ一致する。竜代表は「このままでは成田空港が貨物空港になり過疎が進む。成田を医療の核にして発展させる」といった構想を説明する。

成田や千葉県の将来を考え、関係者がタブーとする医学部新設に挑戦する。医療界医学界の二大業界団体である日本医師会と全国医学部長病院長会議が強硬に反対する。さらに厚生労働省は医療費抑制の観点から医学部新設を認めていない。後に検証するように医学部の立地はゆがんでおり、新設はタブーとなっていた。

地域の医療を守るため、新しい臨床研究をやれる、最先端の感染症研究と対策を行う、国際的な交流を行うという医学部構想に市長や副市長も熱心に耳を傾ける。竜代表のたたみかける言葉の中に、なにか期待できるものを感じたのだろう。シンポジウムの会場に成田市役所を提供するなどの協力を行う。

平成二二年二月七日、「医療構想・千葉」は第三回シンポジウムを成田市の後援を受けて、成田市役所大会議室を会場に開催する。「地域の医療とメディカルツーリズム成田医療ハブ構想を考える」をテーマに、予想を超える二〇〇名近くの参加者がある。シンポジウムの背景と目的を次のように説明する。

「医療や介護は地域だけで完結しない。国内だけでも完結しない。そういう時代がやってきている。金持ち外国人を連れてきて、特殊検査や自由診療で儲けるという姑息な商売レベルの話ではいけない。日本の経済政策・近隣の国々との付き合い方全体の中に根拠をもたなければいけない。

日本の医学は国際的である。しかし、日本の医療は悲しいほど国内的であり、国内的であることが望ましいことだと考えられる。日常医療の国際化は、我が国の医療者教育に大きな影響を与えるはずである。

国から補助金を取ってきてという発想はもう不可能な時代である。新しい医療における公共の概念を形作り、その中で既存の公的医療施設の再利用を考え、公的財源を捻出するアイデアを考えなければならない。これらを練る場として、成田医療ハブ構想を考えたい。

成田空港はアジアのハブ空港たる資格がある。それには、成田自らがハブに乗せるソフトの内実を提起する必要がある。成田地域の医療・経済・社会、地方自治体と国との関係、諸外国との関係をめぐって、各界気鋭の論者による自由な頭の体操を行いたい」

開会を竜代表が宣言し、増山茂了徳寺大学学長の司会でシンポジウムを開始する。端緒についた日本のメディカルツーリズムの講演と議論を行う。小泉成田市長より、成田空港の新しい役割と成田医療ハブ構想について提言がなされる。各講演テーマと講演者を紹介しよう。

「メディカルツーリズムと日本の医療経済システムの将来」藤本康二・経済省商務情報局サービス産業課課長。「観光庁とインバウンド（海外からの旅行客）医療観光」大高豪太・国土交通省観光庁国際観光政策課課長。「メディカルツーリズム　インバウンドアウトバウンドインターバウンド」溝尾朗・東京厚生年金病院（日本旅行医学会）。「メディカルツーリズムを支えるロジスティクス」高橋伸佳・ＪＴＢヘルスツーリズム研究所所長。「医療における新しいパブリック概念」田口空一郎・構想日本政策スタッフ（医療構想千葉発起人）。「成田空港の新しい役割と成田医療ハブ構想」小泉一成・成田市長と竜代表が講演を行う。

講演の後に全体討論が行われる。発言者を紹介する。土屋了介・国立がんセンター中央病院院

長。加藤誠・成田日赤病院院長。西山利正・関西医科大学教授。上昌広・東京大学医科学研究所准教授（現教授）。森中小三郎・成田国際空港会社取締役社長。小堀陽史・成田国際空港会社副社長。井上肇・千葉県健康福祉部理事。谷田川元・衆議院議員。宇都宮高明・成田市議会議員。

そうそうたるメンバーが成田市の将来構想や新しいメディカルツーリズムなどを議論した。成田市民も大勢参加する中で、今後の取り組み方を語り合う。

成田空港と医科大学については後述する。メディカルツーリズムに関しては、平成二二年四月九日に日中友好観光振興フォーラムの第二部で「医療ツーリズムシンポジウム」が開催される。そのコーディネーターを増山茂（「医療構想・千葉」発起人）が務め、次のように議論を進める。

「世界において医療はグローバル産業の一つと考えられている。おそらく年間数百万人の患者が国家間を移動している。

観光庁は、国のレベルで将来の道筋を明示し、成田空港をもつ千葉県にある三つの先進的医療機関の取り組みは全国の先駆けである。また国外市場を開拓し、国内医療機関の経営戦略と密着し、精算・販売・流通を一体化し、関連する産業を巻き込むコーディネーター役がなければ、このシステムは絵に描いたもちとなろう。これを担う代表的三社からお話を伺う」

増山氏の発言にある三つの先進的医療機関とは千葉大学医学部附属病院、千葉県がんセンター、亀田総合病院のことである。また代表的三社とは、ＪＲ東日本、藤田観光、ＪＴＢのことで、それぞれを代表して講演が行われる。

医師を増員するには

医師不足による病院の閉鎖や規模縮小が相次いでいる。「医療構想・千葉」は千葉県の人口当たりの医師養成数が最低で、医師不足というより医師養成機関（大学医学部）の偏在が重大問題と指摘する。千葉県で医師養成数を増やせるか、新しい医師養成機関は必要か、千葉に作るとすればどこに誰が作れば最適なのかなどについて緊急討論会を開いた。

平成二二年三月一三日、緊急討論会「地域の声増やしてよ、お医者さん—どうしたら医師が増員できるか考える」を浦安市の了徳寺大学を会場に開かれる。医師不足の現場、患者会、医学生や研修医、政治、行政など、様々な現場の声が発表され盛り上がる。

増山茂（了徳寺大学）　ＯＥＣＤ諸国（人口千人当たり三・二人）に比べ、日本の医師数は（同二・一人）は悲惨なほど少ない。少ない日本で、千葉や埼玉や茨城では、人口当たり医師数は東京の半分で最低レベルである。千葉県の二次医療圏の医師数は、全国平均が（一〇万人当たり）二〇六人、千葉県平均が一五三人、君津圏は一一七人、山武長生夷隅圏では九四人というありさまである。

医師の増加トレンドを考えても、二〇一六年までは医師不足数は増加する（七・八万人）。二〇三五年になっても二・七万人の医師不足が考えられる。地域格差を考えるとさらに厳しい。千葉・埼玉のように患者数の伸び率がプラス三五％になる地域もあれば、マイナスとなる地域もある。千葉や埼玉や茨城では、将来とも患者数当たりの医師数はどこよりも少なく、断トツのワーストスリーになる。

上昌広（東京大学）　九州と千葉・茨城の人口はほぼ同じだが、医学部は前者が一〇、後者が二である。医師数に差がつくのは当たり前。理由は戊辰戦争以後の近代化政策において、西日本が優遇されたためである。千葉県には三〇〇人程度医学部の定員を増やす、あるいは医学部を新設する必要がある。

亀田隆明（亀田総合病院）　救命救急センター・周産期センター・小児病棟を設置している地域中核病院は、千葉県東部・南部に極端に少ない。人口一〇万人当たりの医学部入学定員数をみると、全国平均は六・九人、栃木県（医学部二校）は一一・三人、東京都（医学部一三校）は一一・一人である。千葉県は一・九人、埼玉県は一・六人である。両県とも医学部は一つしかない。この不均衡はなんとしても是正されなければならない。

田井秀明（国保国吉病院議会議員）　偏在もあろうが、圧倒的に医師が少ないことは事実だ。極力早急に医師を増やして欲しい。千葉大学は定員を増やすこと、地域枠を拡大すること、学士編入学などを拡充することからでもやっていただきたい。

小笠原明（公立長生病院救急部長）　長生郡市の医療状況はぎりぎりである。医師がきちんと正常に働ける条件を整備しないと永続性のある医療は難しい。開設者の正しい現状認識、開業医の方々との連携、地域住民の理解が必要である。

大塚祐司（旭中央病院）　旭中央病院に患者さんが集中し、入院や手術が迅速に対応できなくなっている。医師は診療でなくベッド探しで苦労しており、一方で周辺の自治体病院は空きベッドが多数あり、赤字経営に苦しんでいる。最善の方法は旭中央病院と周囲の自治体病院との経営統合であり、国の方針、職員の負担を考えると独立行政法人化が適している。（平成二八年四月を目標に、国保旭中病院は地方独立行政法人の設立を推進中）

山口忠兵衛（銚子市民）　銚子市民病院の開設から消滅まで見てきた。本年（平成二二年）五月一日再開をめざして努力しているが、常勤医が一人、非常勤医が一人しか決まっていない。医師養成の増員はぜひやって欲しい。医師会は増員に反対しているようだが、どうしてだろうか。

千葉県に医学部新設は急務

亀田隆明　平成二二年二月の全国医学部長病院長会議の要望書は、新しく医学部を作ったら、一つは現場の優秀な臨床医が奪われて地域医療を崩壊させ、地域病院の医師不足を加速させること。もう一つは将来医師が増えすぎて困ることになるということだ。私どもが考えているメディカルスクール（大学卒業者を対象に四年制・医学大学院）構想ではそうならない。

メディカルスクール構想は学生に対し、医師になるための多様な選択肢を与える。二点目は、現在ある病院の優秀な医師を教育において有効に活用することで、新しい大学の初期投資や経費を大幅に節減できる。従前の新設医大のような多額の寄付金を必要とするような大学では意味がない。

小松秀樹（虎の門病院泌尿器科部長）　千葉・埼玉・茨城・福島県の浜通りまで、ひどく医師が少ない。千葉県には医学部でもメディカルスクールでもよいが、人口比でいえば四個あってもよい。千葉県単独でなく、他県と組む方が説得力がある。

医師の育成は卒業後も続く。卒後の医師としてのキャリア形成の場を設定することが重要である。従来の医局講座制でない、基幹病院がゆるやかなネットワークを形成して、医師を育成する姿勢を示すことが極めて有用である。

他にも熱心で有意義な議論があったが、これ以上は割愛したい。最後に竜代表のまとめを紹介する。竜代表の思い切った提案は参加者の胸の奥に届いたようだ。

竜代表　医師養成機関つくりは、日本国中でもっとも必要なのは千葉・埼玉・茨城であることが理解できた。ただ今までと同じような医学部を増やしても地域的・診療科的偏在を助長するだけだ。医学部をつくってもこの医療経済の仕組みでは経営も困難だろう。国立大学機構の中で毎年定員を減らされ、資金を減らされ、大学病院には医学生を増員して育てる体力もない。私立大学も同様で、経営第一を余儀なくされている。

国民皆保険を維持し、国民が等しく医療を受けられるようにするには、医療に金がかかっても当然という国民の意志が必要である。また、通達だけして何も責任を取らない、検証もしないで次の通達をだす。この官僚体制を変えない限り医学部新設は実効性のあるものにならない。

「医療構想・千葉」としては、この討論会を踏まえ、千葉・埼玉・茨城など医師過疎地域に医師を増やそうという市民運動をサポートしていきたい。また卒前研修のみならず、卒後の医師のキャリア形成を提供できる地域基幹病院のネットワークを基礎とした、新しいアイデアをもった医師教育機関の受け皿を提案していきたい。

緊急討論会では、患者会の代表から患者の医師不足に対する認識が足らず、周知が必要と報告される。千葉県には千葉大一校しか医学部がなく、千葉大学が県内の公立病院から医師をひきあげ、その結果地域医療を疲弊させるという深刻な状況が確認される。医療界や行政任せではなく、医師不足に対し具体的な対策を求める住民サイドの自覚と行動が必要と認識される。医師や看護師の不足を放置し、必要な医療の提供が滞れば生命健康に直結する大問題である。

医師不足は医学部の不足

日本の医学部医科大学は、国立が防衛医科大学を含めて四三校、公立が八校、私立が二九校(自治医科大学・産業医科大学含む)で合計八〇校である。平成二二年の国勢調査による全国の人口は一億二八〇五万人で、医学部一校当たりの平均人口は一六〇万人となる。千葉県の人口は六二一万六二八九人なので、医学部は四校あってもおかしくない。だが、現実には千葉大学一校しかない。千葉県の医師不足は医師養成機関の圧倒的不足による。

同じように埼玉県は人口七一九万人で医学部が二校(ただし一校は防衛医科大学)、茨城県は二九七万人で一校と少ない。埼玉県と茨城県は千葉県と同様に医師不足に苦しむ地域で、医師数が最低レベルである。

　東京都は人口一三一六万人で医学部が一三校ある。首都だけに関東では例外的に多い。神奈川県は九〇五万人で四校である。千葉県より人口の少ない四国四県では人口三九七万人で医学部が四校、北陸四県は五四四万人で五校立地する。人口一〇〇万人当たり医学部一校の割合となっている。大きな教育格差が生じている。誰が考えても千葉県では医学部が極端に不足する。いつまでも千葉大学医学部に頼るのは無理があり、行政や政治の怠慢といえる。

　医学部が少ないことが反映して、人口当たりの医師数が少ない。埼玉県・茨城県・千葉県と首都圏で全国ワーストスリーを占める。深刻な医師不足は首都圏で発生している。一方、人口当たりの医師数が一番多いのがなんと徳島県で、東京都・京都府・福岡県・鳥取県と続く。四国四県はいずれも全国平均を上回っており、全国でも医師の多い地域になっている。医師の数は西高東低で、首都圏に医師が遍在しているわけでない。

人口100万人あたりの医学部数

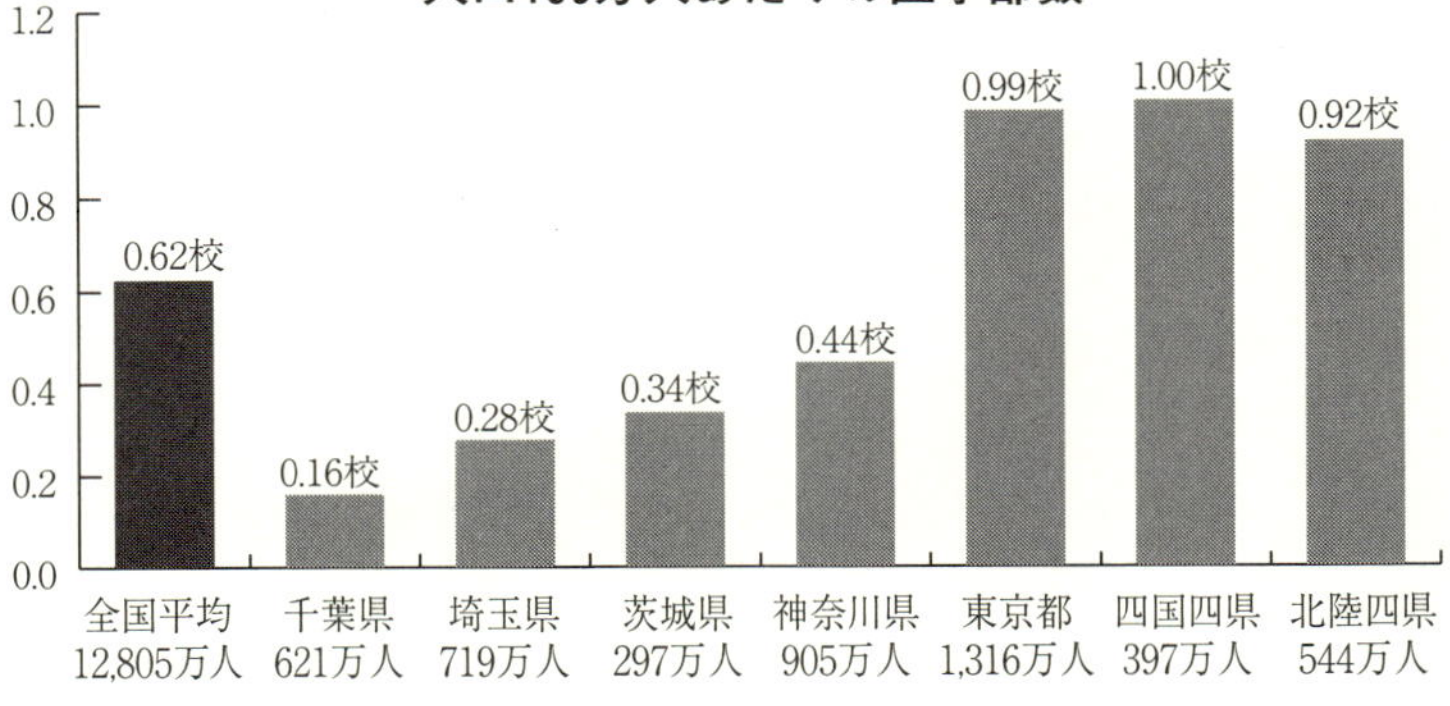

さらに問題は関東地方では国立の医学部は東京大学・東京医科歯科大学・千葉大学・筑波大学・群馬大学の五校しかない。それに特別の目的をもって設立された防衛医科大学がある。東京都は医学部が多いといっても私立が中心である。私立大学医学部の学費は異常に高額で、平均約三三〇〇万円、四〇〇〇万円を超える大学まである。その上に多額の寄付金まで要望される。私大医学部への進学は一般家庭では極めて困難である。医師不足の根本は大きな教育格差にあった。私大医学部には開業医の子供が進学し、世襲化が進むことになる。一般的に世襲化が進むと活力が失われ、医師の質の低下を招く。このままでは医師不足は深刻化する一方である。関東において一般家庭の子供が進学できる医学部が急務である。教育は一生の財産、教育の機会は平等であるべきだ。

成田医科大学構想（仮称）

千葉県に医学部を新設するなら、成田につくるべきと竜代表は考える。成田には土地や資金などポテンシャル（潜在能力）がある。日本の表玄関としてのブランドもある。国際標準の治療を成田で開発し、感染病対策に万全を尽くす感染症研究センターが欲しい。エボラ出血熱の感染拡大が世界を震撼させたのは記憶に新しい。デング熱・インフルエンザ・麻疹・日本脳炎・ＨＩＶ・狂犬病などウイルスが原因の病気は多い。未知のウイルスも含め、ウイルスとの戦いは終わりなき永遠と続く戦いとなろう。

感染症の患者を都心に連れて行くより、現地成田で対応する方が合理的である。日本の玄関成田に感染症対策の完全防御をした研究診療を行う大学は必要である。成田赤十字病院はあるが、千葉大学が医師を引き上げて、成田赤十字病院は診療制限を行うという現状がある。

大学附属病院は巨費を投じて建設しても数百床のベッドである。既存の病院を大学関連病院に利用すれば、たちまち数千の臨床研究用ベッドが準備できる。数多くのベッドを活用して、世界的な臨床研究が可能となる。糖尿病でも、高血圧でも、がんでも膨大な症例を統一テーマでデータをまとめる。そうすることで、質の高い研究と質の高い医療レベルが期待できる。世界的な研究に携わることで、医師のキャリアアップが図れモチベーションも高まる。

病院の連携や統一研究により、地域医療全体が確実に底上げされる。世界に先駆けて超高齢化社会における医療研究が可能となる。例えば新薬のサンプルも大規模臨床試験が可能となり、臨床研究を韓国に取られることもなくなる。症例数が多いほど信用度が格段に増大していく。臨床研究の結果、患者の治療成績がよくなり、それを証明できれば世界から患者が集まり医師もやってくる。世界で通用する新しい医学研究や医学教育する場は成田が最適である。

臨床教育の教授は既存の病院の優秀な医師を活用すれば、大学附属病院の高い建設管理コストが抑えられる。アメリカのメディカル・スクールは附属病院をもつ必要がない。私立医科大学の高い授業料は有名な話だが、高い入学金や授業料を低減できるだろう。

成田医科大学を中心にして周辺の病院とＩＨＮが組めれば理想的という。大学と周辺病院の人事もスムーズになり、医療設備も効率的に配備できる。さらに病院が団結することで医療器具や医薬品の購入も有利となる。

構想を具体化する――•

新医科大学誘致シンポジウム

竜代表は成田医科大学構想の提案に動きだす。「医療構想・千葉」と成田市の共催でシンポジウムを開催し、成田市への医科大学誘致の議論を公開して進めようと決意する。

竜代表は小泉一成成田市長や副市長と話し合いを続け、「国際都市成田の将来と新しい医科大学構想」と銘うってシンポジウムの共催を決定する。シンポジウムを共催することは成田市の積極性を示している。

平成二二年一〇月一七日、成田市役所を会場に市政関係者・地元財界・医療関係者・市民が参加し、シンポジウムは盛大に開催される。教育は国家一〇〇年の大計といわれる。教育は確実な投資であり、経済成長にもつながる。

竜代表による、「普通に私大医学部を作っても意味がない。地元が声を上げ、地域を結集し政策提案を実行する。医療特区として、世界標準医療を開発する大学が望ましい」との発言は関心を呼んだ。竜の将来展望は的確である。

もっとも注目されるのは、小泉一成成田市長の発言である。地元の市長による公開の場での、新しい医科大学に対する基本的な考え方が発表される。成田駅前再開発やごみ焼却場などの大型事業を控え慎重な発言であったが、小泉市長は医学部誘致の事実上の表明を行う。

小泉成田市長　アジアの玄関口として成田の強さを維持・確立・発展させ、このブランド力を活かしていく。成田を空港と寺社だけの町でなく、経済・学術・文化・医療の最先端を呼び込める魅力的な都市にしたい。新医科大学設立は積極的に考える。

成田医科大学への期待

シンポジウムは小泉成田市長につづいて、医療教育の論客として知られる土屋了介癌研究会理事の素晴らしい基調講演が行われる。土屋氏は平成二二年三月まで国立がんセンター中央病院院長であった。アメリカのメイヨークリニックなどを念頭に、斬新な成田医療クラスタ（集団）構想を発表する。

土屋了介　実践医療・臨床研究・医療者教育を包摂し、急性期医療施設・リハビリテーション施設・在宅支援診療所・在宅ホスピスシステムが二四時間連携する。医科大学もそのクラスタの不可欠な構成要素であって、研究と医療関係者育成の役割をになう。

成田にはアジアのハブ（中核）という国際性があって、世界でもユニークといえる医療クラスタになるだろう。実現のためには、成田クラスタが日本の医療の常識を超えた医療特区となり、成田を二一世紀の出島にする必要がある。

地元成田からの発言は歓迎と期待が込められ次のようにつづいた。

関根賢次成田副市長　地域医療を立て直すため、積極的役割を果たすつもりがある。「新しい医科大学を引き受けなさい」と言われれば、その覚悟はある。

諸岡孝昭成田商工会議所会頭　空港や成田山という観光資源に恵まれている成田に先進的な医療機関群を含む新医科大学ができれば、話題を呼んでいるメディカルツーリズムの拠点となりうる。

吉岡正之（成田青年会議所理事長）　空援隊を組織して、全市を盛り上げて応援する。

上昌広（東京大学教授）　トヨタ・東京・成田が日本の三大ブランドである。これを生かせば世界中の大学がやってくるだろう。歴史を見れば、教育こそがもっとも効果的な投資である。新しい医科大学創設問題はこの一年間が本当の勝負だ。この期間を密度高く駆けぬける指導者がいるかどうかが問われる。

竜代表　成田の敵は羽田ではない、韓国の仁川（インチョン）である。羽田と成田が手を結んで立ち向かう必要がある。成田に必要な大学の要件は五つある。①治療からケアまで一貫する医学の確立　②患者の心を大事にする。国際的にも通用し地域に貢献する、臨床レベルの高い医療人を育成する。③千葉・埼玉・茨城にある高度専門病院・地域中核病院・一般診療所を大学の関連施設とする。ＩＨＮ型大学病院の形成。④英語での教育を中心に。⑤医療特区として、臨床試験を積極的に推進し、世界標準医療を創設する。

医科大学の誘致へ

成田市で開催した二回のシンポジウムにより、医科大学の誘致歓迎の雰囲気が形成される。成田市も誘致に積極的な役割を果たすと表明する。平成二二年は小泉成田市長の一期目の最後の年である。二期目となる市長選が二二年一二月二六日に実施される。小泉市長は医科大学の誘致推進を公約に取り入れて市長選挙に圧勝する。

「医療構想・千葉」にとっても、外部の人間である竜代表にとっても、成田市長の公約に医科大学誘致が盛り込まれたことは成功である。竜代表は成田市に医科大学構想の種をまく。これから医科大学の計画やアイデアを練り、具体化させる様々な作業がはじまる。しかし、外部のシンクタンクにできることはここまでである。

医科大学誘致に火をつけるまでが外部の人間としての役割であり、また限界でもあろう。これ以上は外部委員や有識者の形で、医科大学実現に向けて参加しない限りは無理である。竜代表は協力を求められれば応じる意志はあった。だが、竜代表は自分が参画するより、シンポジウムの基調講演を行った土屋了介氏の参加を希望していた。

「広報なりた」で発表

「医療構想・千葉」は成田市に医科大学の提案をして議論も行った。ここで医科大学の誘致の主体は成田市に移る。誘致の様子を簡単にみよう。

成田市は全国の大学を対象に意向調査や、医療系大学の設置の研究などを実施する。その結果、医学部新設を念願していた国際医療福祉大学と密接な関係が築かれる。平成二五年一〇月一日の「広報なりた」で、「公津の杜に医療系大学を誘致します」と発表する。

「(成田)市では、平成二八年四月開校を目指し、公津の杜駅の隣接地に、医療福祉の総合大学『国際医療福祉大学』を誘致する計画を進めています。

近年問題となっている医師・看護師不足をはじめとする医療系従事者不足を改善し、地域医療の崩壊を食い止めるためには、医療関係者の努力だけではなく、行政としても方策を講ずる必要があると考え、誘致の対象を医科系大学に絞りました。

『国際医療福祉大学』から、将来の医学部設置を前提として、まずは看護学部をはじめとする医療系学部を開設したいとの申し出がありました。

市では、地域医療を守るためには医療系大学の設置も必要であると考えていたことから、医学部の設置を最終的な目標に、協議を進めることとしました。

国際医療福祉大学は、日本で初めて医療福祉の総合大学として平成七年に開校しました。

一都五県で多数の病院や福祉施設を運営しています。

看護学部看護学科、保健医療学部理学療法学科・作業療法学科・言語聴覚学科・医学検査学科の計二学部五学科を設置する予定です。定員は一学年三四〇人、全校で一三六〇人になります。

さらに、教職員を合わせると、約一六〇〇人が集う教育機関が誕生することになります。学生や教職員とその家族の定住による人口増加に伴う経済波及効果など、様々な効果が見込まれます。

教育環境の向上をもたらすとともに、『若者が集まるにぎわいのあるまち』といった、新たな魅力を本市に生み出すことが期待されます。

市は、今回の誘致に当たり、大学設置予定地を民間事業者から約二〇億円で購入して無償で大学に貸与し、校舎建設費については、半額（限度額三〇億円）を補助したいと考えています」（広報なりた　平成二五年一〇月一日）

国家戦略特区に選定

成田市は広報による住民周知のほか、平成二五年九月二六日に地元公津地区の住民説明会、同年一〇月二三日に市役所での市民説明会を実施する。また二五年一〇月にはパブリックコメントを求め、市民の疑義や質問に答える。パブリックコメントには多様な意見が寄せられる。国が認めていない医学部を誘致する考え方は大きく市民の意見を分ける。

大学予定地を保有するのは京成電鉄で、約二〇億円での購入が決定している。六五億円と計画される建設費の補助金三〇億円と合わせて、成田市は約五〇億円の補助を行う予定である。大学誘致を行う場合、ほとんどの自治体は巨額の補助を実施する。財政力指数全国トップクラスの成田市であれば経済的負担は克服できるだろう。

経済効果として建設時に一〇〇億円、開校以降は毎年四〇億円を見込んでいると説明する。

千葉県の医師数は、全国平均を大きく下回り四七都道府県中四五位、看護師数は四六位で医師・看護師の不足は深刻と指摘する。医療従事者不足を根本的に改善するため、医科系大学を設置して医療従事者を養成していく必要があるとの説明を繰り返す。

懸案の医学部新設は、平成二六年三月に成田市が諮問会議で国家戦略特区の対象に選ばれたことで可能性がでてきた。利権やしがらみの多い厚生労働省の官僚ではなく、内閣府の指導力が強まるからだ。成田市と国際医療福祉大学は「国際医療学園都市構想」を掲げる。

平成二六年一〇月一日、東京圏国家戦略特別区域会議は、成田市における「国際的な医療人材の育成のための医学部等の新設に関する検討」について、国際的な医学部の新設により、医療分野におけるイノベーション（新市場の開拓）の創出を担う国際的な医療人材を育成することと、昭和五四年以来認められていなかった医学部の新設について検討して結論を得ることが極めて重要かつ緊急性が高いとした。

国家戦略特別区域会議の下に、「成田市分科会」が設置される。平成二六年一二月に第一回成田市分科会が開催される。出席者は内閣府・内田要地域活性化推進室長、小泉成田市長、関根賢次成田市副市長、藤田礼子成田市副市長、国際医療福祉大学（総長・副学長・教授・事務局長）、その他民間有識者や文部科学省高等教育局長、厚生労働省医事課長などである。分科会の目的は、国内外の医療需要に対応した国際的な医学部の新設について検討を行うとともに、成田空港を活用した成田市場・産業を育てるための制度改革・規制改革について検討を行うことである。

医学部新設の反対勢力

成田市での医学部の熱心な誘致動向や、国家戦略特区会議の前向きな姿勢を簡単に紹介した。医学部の新設は昭和五四年一〇月に琉球大学医学部を認可して以来、三五年以上も認めていない。時代の要請に対応できない硬直した行政の象徴であろう。沖縄が本土復帰する前の昭和四〇年、沖縄を訪問した佐藤栄作総理大臣が、「琉球大学に医学部を設置する」と声明を行い医学部の開設につながった。その琉球大学以降、医学部の新設は皆無である。新たな血を入れて競争で揉まれない限り、淀むばかりであろう。

成田市に医学部設置の動きに対し、日本医師会は強く反対の姿勢を固持する。平成二五年九月二六日、千葉県医師会は、「新たに六〇〇床の病院が開設されることは、地域医療の崩壊に拍車をかけ、県民に多大な損害を与えることは明らかです。（看護師充足数は全国四六位）」と決議し、医学部新設に反対する。

平成二五年九月二八日、関東甲信越医師会連合会は、「医学部が新設されれば、医療現場から医師並びに看護職員を始めとする医療従事者の引き抜きが行われ、さらに地域医療の崩壊が危惧される」と定例大会で決議し、絶対に反対と表明する。

平成二六年四月九日、日本医師会は定例記者会見で、医学部新設の問題点を二つあげて反対の意向を鮮明に示した。一つ目は、「教員確保のため、医療現場から多くの教員（医師）を引き揚げざるを得ず、地域医療の崩壊を加速する」、二つ目は、「人口減少などの変化に対応した医師養成数の柔軟な見直しを行いにくくなる」とした。

平成二十六年四月、全国医学部長病院長会議は、下村博文文部科学大臣と田村憲久厚生労働大臣宛の国家戦略特区での医学部新設に反対する声明を緊急記者会見で発表する。

「日本の将来の医師養成および、地域医療を守る立場から医学部新設に断固反対する。国内の大学・研究機関から教員を引き抜くことは、国内の大学医学部にとって大きな痛手となる。世界トップレベルの研究者を養成するためには、医学部を新設するのではなく既存の医学部・医科大学の中から選定し、相応の予算を投入して教育体制の整備・充実を図るべきである。各国における医療制度、医療レベル、医療ニーズは全く異なり、すべてのニーズに対応できる医師を養成しようというのは非現実的である。」

医学部反対の空論

日本医師会や全国医学部長病院長会議は、既存の医学部で医師不足に対応できるというが、できていないのが現実である。医学部を新設すると医師が過剰になる、地域医療を破壊するという。本心なのか疑問の論理である。そもそも、すべてのニーズに対応する医師を養成するなど主張していない。国際的な人材育成をすると言っているだけで、時代の発展に応じた新たな発想の医学部を創立しようとは考えない。既得権者が既得権益を守ろうという構図でしかない。

日本の人口当たりの医師数は、ＯＥＣＤ（経済協力開発機構）の中で下から四番目。自治体病院の相次ぐ休止や縮小、救急医療の衰退、勤務医の過重労働（過労死）、高度医療の発展による医師の不足、超高齢化社会で医師の需要拡大、六〇〇万人を超える千葉県で医学部が一校、これら湧き起こる疑問に責任をもって答えられるのだろうか。

団塊の世代が後期高齢者となり、医療や介護の需要が増大するとされる二〇二五年問題に対応する意図や準備はあるのだろうか。日本創成会議は、二〇二五年に東京圏（一都三県）で入院の需要は二〇％超の伸びとなる。さらに深刻な介護は東京都で三八％増、三県はいずれも約五〇％の大幅増を見込んでいる。東京圏の医療や介護は極めて危機的な状況になると警告し、高齢者の地方への移住まで提言している。

また、医師も高齢化するし、諸事情で医療の現場を離れる。さらに女性医師の増加は著しいが、妊娠・出産・子育ての課題がある。それなのに医師免許数での議論であり、実働する医師数さえ把握していない。医師免許数で医師の労働力を検討することはできず、医学会は不思議な世界としか映らない。医師不足が深刻な首都圏で医学部が必要と考えて当然だろう。

世界を震撼させているエボラ出血熱などの感染症対策は人類の課題となっている。成田空港を抱える千葉では、特定感染病床二床を保有する成田赤十字病院に感染症の患者を受け入れる。平成二六年一二月七日の読売新聞によれば、感染症指定医療機関の約六割が患者の受け入れ態勢が不十分と考えている。

ウイルスと人類は永遠の戦いとなるだろう。空の玄関口成田空港周辺に医学部附属の感染症対策センターは必要である。ウイルスを水際で防止し、患者を都心に送らない方がよほど合理的である。

医学部を新設すると医師を引き揚げるため、地域医療が崩壊するという。しかし医学部新設が地域医療を崩壊させることなどあり得ないだろう。医学部を一校新設すると、医師不足で地域医療が崩壊するというなら、現在医師不足が深刻な状況にあるということになる。また既存病院を関連病院に指定し医師を引き揚げないで、医師の臨床教育を実施すべきと主張している。

成田の医学部新設問題は予断を許さない状況だが、民間シンクタンク「医療構想・千葉」、竜代表の手を離れた問題となる。シンポジウム等で検討したことが採用されるよう関心をもって見守るしかない。

成田医科大学設立

うれしいニュースが飛び込んできた。平成二七年七月三一日、内閣府・文部科学省・厚生労働省は成田市に大学の医学部新設を認める方針を決めた。国家戦略特区成田市分科会は医学部新設で一致した。新設する医学部は最短で平成二九年四月の開学をめざす。留学生や外国人教員の割合、英語での授業、海外診療経験者の確保などで「際立った特徴を有する医学部」にすることが示された。

成田市小泉一成市長は、「非常に喜ばしいことで、国の成長に寄与するとともに、成田市のまちづくりにつなげたい」と歓迎するコメントを発表する。新設医学部を国際的な医療の拠点とするとともに、地域医療の充実に期待できる。

平成二二年二月と一〇月に、「医療構想・千葉」の代表として竜は成田市役所大会議室で二回のシンポジウムを開催して、成田市への医学部新設を訴えてきた。

そのシンポジウムにおける竜の発言「普通に私大医学部を作っても意味がない。地元が声を上げ、地域を結集し政策提案を実行する。医療特区として、世界標準医療を開発する大学が望ましい」は実現することになる。

凡人の筆者が「成田市に医学部の誘致」という構想を初めて聞いたときは、「千葉大学も医師会も大反対する。国は医療費抑制の立場で医学部の新設を認めていない。医学部誘致はタブーへの挑戦であり、無理な構想で大風呂敷だ」と内心諦めていた。

しかし、本書で検討しているように、六二〇万人県民の千葉県において医学部が一つというのはおかしいと気づく。やはり竜には先見の明があったと思い知る。やっと医学部新設はスタートラインに着いた。国際医療の拠点、医療ツーリズムの受け入れ、地域医療ネットワークの確立など新医学部の役割と期待は大きい。一〇年後には、新医学部は十分に真価を発揮し、成田に欠かせない存在となるだろう。

平成一一年に出版した拙著『すべては患者のために―諸橋芳夫と旭中央病院』を思い出す。昭和二八年三月に開院した旭中央病院は地元医師会から猛反対され、千葉大学は病院長を派遣しない。そこで東京大学から諸橋初代病院長を招へいした。現在旭中央病院は診療圏一〇〇万人の人口を抱え、高度医療から救急医療まで実に八面六臂の活躍をしている。仮に病院反対の声に押され、旭中央病院が開院しなかったらと考えるのも恐ろしいことである。

なお東北地域の医師不足解消をめざし、東北薬科大学（仙台市）が医学部の新設を決定した。平成二七年八月三一日、文部科学省が正式に認可する。琉球大学以来三七年ぶりとなる。柳元明学長は「医師不足、被災地域の復興、高齢化社会への対応が我々の使命」と記者会見で語る。地域に根ざした総合診療医の育成を柱にする。定員一〇〇名のうち五五人に返還免除の奨学金を支給し、医師の定着に努める。課題は多いが、東北六県の医師不足解消に期待したい。

組織の壁を越えた医療を――•

東日本大震災発生

平成二三年三月一一日、マグニチュード九・〇、世界最大級の東日本大震災が発生した。巨大津波が市街地を飲み込み、大規模な火災が市街地やコンビナートを焼き尽くす。鉄道や駅は破壊され、仙台空港は水没する。建物の上に乗った観光船や逆さの自動車、見渡す限りの市街地は廃墟と化した。激震や大津波は人々を恐怖の海にたたき込み、この世の地獄を思わせる。電気・水道・ガス・鉄道・道路など、ライフラインはズタズタに寸断される。

大震災の未曾有の被害は脳裏に刻み込まれているが、数字で振り返ってみよう。ピーク時の避難者は四〇万人以上、停電八〇〇万戸以上、死者一万五八九二人（平成二七年六月現在・警察庁調べ）、行方不明者二五七六人（警察庁調べ）、震災関連死三二二二人、建物全壊一二万七三六一戸、半壊二七万三二六八戸、推計被害額一六兆九〇〇〇億円（福島原発事故被害を除く）、そして東京電力福島第一原子力発電所の事故など、有史以来の大災害を引き起こす。

大震災翌日の三月一二日、竜代表は、「防衛省は『陸海空三自衛隊の計約八〇〇〇人、航空三〇〇機、艦艇四〇隻が準備を含め展開するなど大規模な救援作戦を実施している』としていますが、甚大な被害に鑑みれば十分とはいえません。「医療構想・千葉」としては、国防に支障のない範囲において、医療援助隊を含む全自衛隊二四万人の総力を挙げた速やかなる救援活動を菅内閣総理大臣に要請します」と、危機存亡の大災害に対する救援声明を発表する。

人命救助のタイムリミットは七二時間といわれ、災害救助は時間との勝負で初期活動が重要である。最初から自衛隊を全軍投入して救助活動をすべきと要請する。三月一二日夜、自衛隊は一〇万人規模の派遣を決定し、最大時に一〇万七〇〇〇人体制がとられた。

同年三月一四日、竜代表は医療機関の運営を守るよう政府に次の要望を行う。

「街には慢性疾患患者や在宅患者など常態的に医療支援が不可欠な患者が多くおり、大きな混乱を来しかねない。また医療機関の非常電源にも限界があり、入院患者への波及も予想される。政府には優先順位を明らかにした上で計画的な停電の実施と、交通・物流の速やかな安定化への対応を求める」

竜代表は未曾有の大災害で、戦争と一緒だ。その指揮官は総理大臣だとして、政府に怒りを爆発させる。「JRなどの公共交通を止め、物流を停滞させるとは何ごとだ。東電の記者会見の代行をし、東電の言いなりになる政府があり、被災者の救援と安全を守る政府がない」

平成二三年三月一七日付けで、「医療構想・千葉」のホームページで、東北地方被災地の病院のレポートを報じた。例えば石巻赤十字病院ではおにぎり一つずつだが三食食べられている。一四日より病院の電気が復旧する。薬剤が不足し、インスリン、ワーファリン、降圧薬が特に足りない。寝たきりの人々が集中し、多数の患者・家族・被災者が避難している状態である。診療継続は可能だが、個室にベッドなしで二〜三人、廊下には担架で対応しているが、そろそろ限界である。しかし、石巻市立病院は周囲火災と津波で、診療継続不能に陥っている。そのほか東北大学病院・仙台市立病院・米沢市立病院など、緊迫した病院内の状況を伝えている。正確な情報は救援や復旧に欠かせない。

被災地の救援活動

言葉を失うほどの大災害に苦しむ被災地を少しでも救援したい。「医療構想・千葉」の田井秀明氏（いすみ市議会議員）が、四トントラックを用意できるという。竜代表は心当たりの病院に救援物資の提供を呼びかける。千葉市内の民間病院は「災害に備えて備蓄があるから全部持って行って」と全面協力である。その他多くの病院から救援物資が提供された。

東北自動車道路が開通した直後の二三年三月二四日、いすみ市を出発した四トントラックは千葉や東京の病院を回る。医薬品・点滴・粉ミルク・水・紙おむつ・下着・マスクなどを積み込む。竜は物資の積み込みを行ったが、被災地には同行できない。「医療構想・千葉」と日本登山医学会の合同での医療支援となる。

チームの隊長は両者に所属する増山茂が務める。三泊四日の自立した衣食住の装備をして、三月二五日、最初に気仙沼に入る。余震がいつ起きるかわからない危険な時期である。気仙沼は大津波と火災の被害で、陸に漁船が打ち上げられ、一面ガレキの山と化していた。

救援物資は、気仙沼市役所・石巻赤十字病院・塩釜市役所・名取市役所・宮城県立宮城こども病院・盛岡赤十字病院などに届ける。

その後、平成二三年四月一四日、医療支援のため竜は石巻市に入る。登山が趣味の竜はテントを張りどこでも眠れる。テントで自立した生活をしながら避難所を回り、被災者を診療し悩みや不安の相談にも乗る。同行する健康運動指導士による健康体操も人気で、うずくまる避難者が楽しそうに体を動かす。自然の脅威に沈む被災者は、医者が来たというだけでも安心できるようだ。

石巻市立雄勝病院は壊滅し、被災を免れた石巻赤十字病院に患者が殺到する。外部の医師が一次救急診療を行う。即席の医療チームは、診療科の枠を超え、お互いにアドバイスや意見を交わし、協力しながら予想以上によい診療が展開される。入院が必要な重症患者は、石巻赤十字病院の本来の医師が担当する。

平成二三年四月二二日の朝日新聞には、日本登山医学会の医療支援が、「さすが山の医師　頼れるフットワーク」と紹介される。四週連続で医療支援を行う斉藤健太郎医師の活動を中心に紹介されるが、竜の医療活動も伝える。避難所を回り医療支援や悩み相談や炊き出しをして励ます様子を記者が同行取材する。

登山家ならでは、危険な場所や交通手段のない場所もいける。寒い場所でどうやって暖をとり、湿気を防ぐかをレクチャーする。ロープやマット、ペンライト、アーミーナイフを提供し、炊き出しで喜ばれたボルシチは、山の男の得意料理と報道する。

「医療構想・千葉」の竜代表は日本登山医学会と協力して、平成二三年五月二八日、二九日に石巻市の医療支援を実施する。二八日の朝六時に新橋駅で、竜は国際親善病院の小野紀子看護師（日本登山医学会）と待ち合わせ、車で石巻市に向かう。東北自動車道は自衛隊の支援車両がほとんど見なくなり、一般の乗用車が多くなる。休憩した安達太良サービスエリアも高速道路も震災前の賑わいに戻りつつあるようだ。

石巻市北上町は被害がひどく、ガレキの撤去は進んでいたが、まだ三分の一程度に見えた。海岸沿いの建物は全壊し、山は険しくて仮設住宅の確保が困難と思える。

石巻赤十字病院において、五月二八日午後五時から竜は診療を開始する。外来患者の診察を医師六名、看護師五名の体制で行う。患者は途切れることなく押しよせ、石巻地区の医療システムは崩壊したままと感じる。看護師がトリアージ（患者の優先順位を選別）して、医師に割り当てる。八〇名ほどの患者は約半数が小児である。五歳ぐらいまでの小児は九州厚生年金病院の小児科医今井先生が担当する。

得意でない診療科の患者はお互いに他の医師がサポートし、日常の医療ではできないチーム医療が行われる。満足感と心地よい疲れを感じる診療であった。準夜帯の診療を終えると、コンビニで地元の銘酒とワインを買い、テントでささやかに楽しむ。

翌五月二九日（日曜）朝八時、石巻赤十字病院外部医師四名、看護師三名の体制で診療を開始する。九時三〇分を過ぎて患者がどんどん来るようになる。竜は赤ちゃんの肛門周囲膿瘍切開、頭部挫傷の縫合など外科医の責任を果たす。その後、中耳炎患者が三名つづいた。患者は多く、病院の病棟看護師も駆けつけての診療となる。

即席の医療チームは連帯感で意気投合する。被災者の診療に少しでも貢献できたことが嬉しい。帰る時間が来たが、不思議な充実感で立ち去りがたい。涙をこらえて別れを惜しんだ。午後二時、竜は石巻赤十字病院を後にする。石巻の医療システムは回復しておらず、まだ継続的な支援が必要と感じる。

登山が趣味の医療者は低体温症などに詳しく、行動力や医学知識が医療支援に活用できる。山岳遭難だけでなく、災害時の活躍が期待される。六七歳になる竜はまだフットワークは軽快で、頼もしい行動力をもっている。

石巻赤十字病院通常診療に復帰

平成二三年七月二三日、石巻赤十字病院の医療支援のため、竜は千葉県がんセンターの看護師三人と一緒に再び石巻市に車で向かう。震災後四カ月が過ぎ、ガレキはある程度片付き、道路は舗装され走りやすくなる。ただ人影はなく、ひたすら荒れ地が続く光景である。

石巻赤十字病院では、六月で無料の診療を終え、通常の保険診療に戻っている。夕方五時からの準夜帯を、明石市の開業医飯村先生と竜の二人で救急を担当する。八〇名と患者は多く、患者の三分の一は小児である。翌二四日、竜と千葉県がんセンターの看護師は、八時三〇分から午後一時までの日勤を行う。石巻赤十字病院の石橋救急部長から、「患者が多すぎて減る気配がないので医療支援はとても助かっている」と感謝される。

さらに八月二一日、竜は東北新幹線「はやて」に乗り、仙台駅に着いた。仙台駅は賑やかで大震災の爪痕を感じさせない。レンタカーを借り一時間ほど運転し、午後四時三〇分に石巻赤十字病院へ到着する。

八月一三日には外部の支援グループはすべて引き揚げ、石巻赤十字病院による自前の診療体制である。自前の診療体制後、竜が初めて外部から参加し、医師五人、看護師五人での準夜体制の診療を開始する。

夕方から小児患者が多く忙しい。風邪・怪我・捻挫が多くみられる。打撲の患者は「必要ない」と説明しても、X線検査を希望する人が多い。心配する患者を納得させるため、検査することになる。急性膵炎の患者を入院させて、竜の勤務は終了する。道の駅「上品の郷」（石巻市国道四五号）で、一人ビールで乾杯して、テントで気持ちよく眠る。

翌二二日（日曜）、道の駅で朝食をすませ、八時三〇分から診療をはじめる。内科・外科・研修医・医師会そして竜の五人体制である。四月、五月は高血圧や不安不眠を抱える患者が多かった。さすがに精神的に落ちついてきたようだ。喘息の小児患者を最後に診察を終える。今日が最後の石巻赤十字病院での診察とする。

短い期間でも思い出が渦巻きさびしい気持ちになる。様々な医療チームと協力しての救急診療は初めての経験である。組織の壁を越えて協力しての医療は、予想以上に良い医療を提供できる、医療崩壊防止に期待できると確信する。

石巻での医療支援は一区切りとなったが、被災地への医療支援を竜は継続させる。大きな被害を受けた気仙沼市立本吉病院などである。また石巻市北上町大指地区は津波で壊滅的な被害を受けた。その小さな集落は復興から取り残されようとしている。子供たちの遊びや学習の場を提供する、「大指十三浜こどもハウス」の建設の応援なども行う。

医療情報の連携を——•

NPO法人「医療・福祉ネットワーク千葉」設立

NPO法人「医療・福祉ネットワーク千葉」の説明をしたい。医療・福祉ネットワーク千葉の理事長を竜が務め、東日本大震災の医療支援も理事長という立場でも実施しているからだ。

平成一九年八月、竜はセンター長として、任意団体の千葉県がん研究振興会を解散し、NPO法人「医療・福祉ネットワーク千葉」を、千葉県がんセンター内に設立する。理事長に崎山樹（元千葉県病院局長）、副理事長に千葉県医師会長、理事に千葉県看護協会会長、千葉日報社会長など、がんセンターの関係者だけでなく、オール千葉の陣容とする。異論のでないメンバーと大義の下に、千葉県庁が「県に返せ」と言った患者からの寄付金をＮＰＯ法人設立の原資とする。決められた予算や保険診療の枠を超えて、ＮＰＯ法人は患者に連動した活動ができる。さらに医療と福祉の連携を目的に設立する。千葉県がんセンター内にＮＰＯ法人を設立することで、病院と密に連携しながら、医療者と患者の支援を自由に実施できる。

設立の具体的な目的は、がん診療連携拠点病院とがん診療施設との医療連携、ネットワーク化によるがん医療の均てん化の促進、がん患者の意向を尊重したがん医療提供体制の整備、がん診療・予防に関わる研究の助成、地域に密着した在宅医療の推進である。患者に寄り添いがん医療を向上させることを目的とする。

千葉県がんセンターを退職した翌年、平成二二年五月、竜は理事長に適任と推される。就任のあいさつを次のように行う。

「がんに関する先駆的研究を助長、奨励するとともにがん患者さんの心に寄り添ったがん医療の提供体制の支援、千葉県内の医療、保健、福祉に従事する者の連携を強化していきたいと考えます」

「医療・福祉ネットワーク千葉」の役員は、副理事長に千葉県医師会長、常任理事四名は千葉県がんセンター長など県がんセンターの幹部、理事は千葉県看護協会会長、浦安商工会議所柳井光子会頭、そして竜の片腕のように活躍する増山茂（医療構想千葉・東京医科大学医学部教授）などとする。

具体的な活動は患者でもおいしく食べやすいケアフード（介護食）の研究普及、患者サロン活動の支援、先端がん医療研究の助成（一事業一〇〇万円限度）、市民講座の開催、がんピアサポーターの養成活動に協力、「どこでもＭＹカルテ研究会」の支援、骨軟部腫瘍研究基金の創設などである。

竜は「医療構想・千葉」の代表であり、「医療・福祉ネットワーク千葉」の理事長でもある。どちらも全力投球で取り組んでいる。「どこでもＭＹカルテ」の研究推進は両者で推進しているので、分けることができない。

ケアフードの普及

「医療・福祉ネットワーク千葉」の活動にケアフードの研究・普及がある。患者にとっての重要な研究と、医師にとっての重要な研究は少し違う。ケアフードもそんな研究の一つであろう。

人が生きる上で、食はもっとも重要であろう。おいしい食事は人を幸せに導き、生きる喜びを与える。竜は病気になったときこそおいしい食事をして、人生を生き抜いてほしいと思っている。栄養のある食事、体によい食事という視点だけでは、どうしても医療は食に対する配慮が足りない。病気になったからといって、おいしいご飯をあきらめるのはおかしい。

食欲のない患者の食事はどうすればよいのか。悩んでいたとき、雑誌「サライ」でフレンチの石原雅弘シェフ（現在東京ステーションホテル総料理長）の記事が飛び込んできた。「胃を切除したばかりのお客様が来店したので、フレンチの手法を用い柔らかい料理をだしたらすごく喜ばれた」というものだ。竜は「私たちに足りなかったのはこれだ」と痛感する。すばやい行動ですぐに石原シェフに会いに行く。

石原シェフから貴重なアドバイスをいただく。「お客さんのニーズに合わせ、どんな料理でも作るのが料理人。柔らかくておいしいものを作るのにフランス料理の手法を使えばいい。人工の余分なものを使わなくても、素材の味を生かして十分に満足していただけるおいしい料理はできます」

石原シェフのアドバイスを受けながら、患者会と連携をして、患者がいま何に困っていて、何が食べたいか詳しく調査して、病状に応じた食の開発をはじめる。どうしたら食べやすいか、どうしたらおいしく食べられるか、病態に応じて食品開発を行う。かむことが辛い、食欲がない患者や高

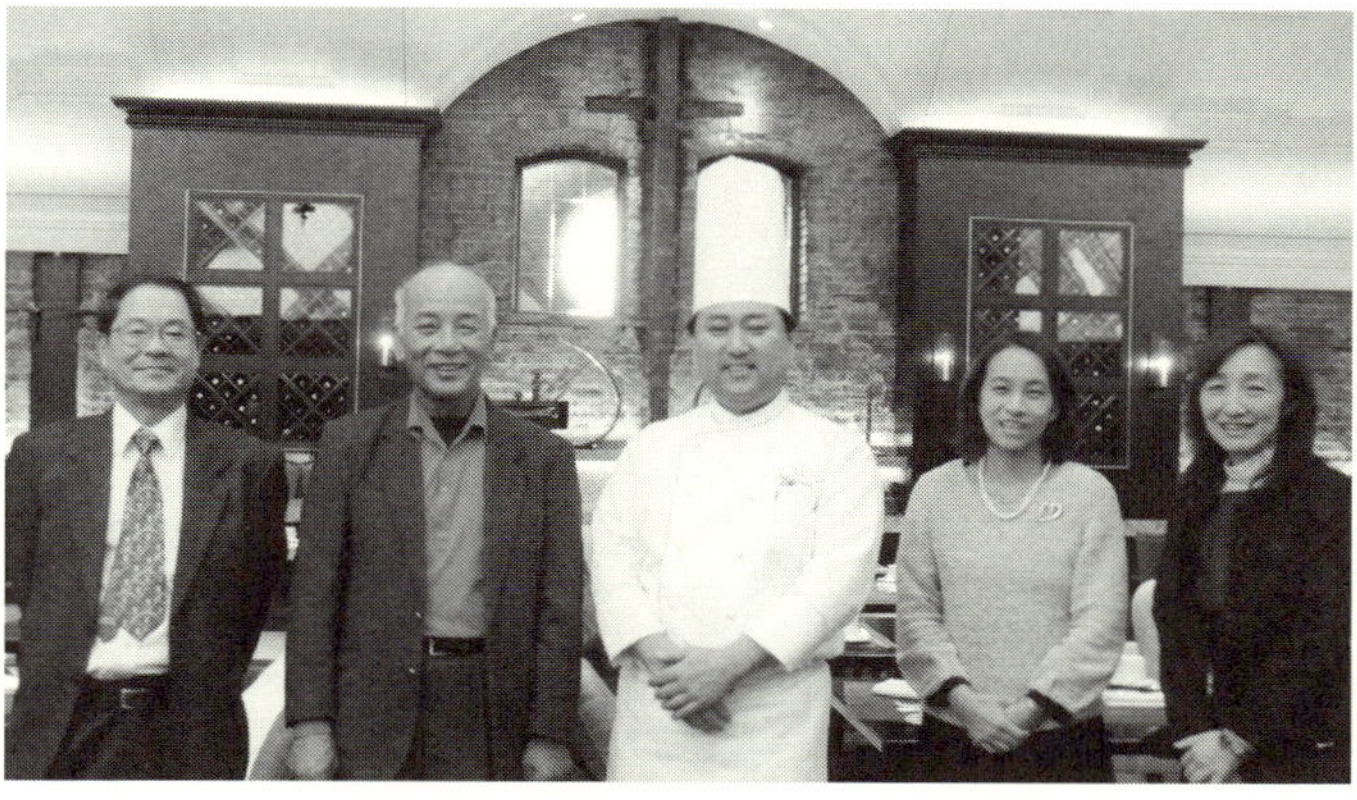

東京ステーションホテル石原総料理長とＮＰＯ医療福祉ネットワークの仲間（麻生裕康・竜・石原シェフ・風間ゆり子・片桐由喜恵） 2013年

齢者に、食べることは生きることだと楽しんでもらいたい。

従来のミキサー食や流動食は食べやすいように刻んだり、とろみ剤を加えたり、誤嚥しないよう様々な工夫をしている。だが、どうしても味気ないものになってしまう。また素材の味や風味が失われがちである。

石原シェフに繰り返しレクチャーをいただき、レシピを教わったりして、試食会を行う。石原シェフの指導とスタッフの風間さんが何度も試行錯誤を繰り返して基礎を築いた。さらに石原シェフの先輩である山口賢シェフ（千葉市のフレンチレストラン「シュ・ケン」総料理長）の協力を得て、凍結保存の技術活用なども行う。冷凍して保存しておき、旬の食材を使い安く大量につくる。病院の売店やコンビニで売られるように普及させたい。

平成二二年七月、「医療・福祉ネットワーク千葉」は千葉県がんセンターと共同で、特別セミナー「患者さんと家族を笑顔にするケアフード」を開催する。試食は好評で、同年九月の千葉県がん患者大集合のイベントで三〇〇食提供し、アンケート調査を実施する。どんな食事をしたら生活がどう変わるか、また改善点などの研究を重ねる。「この食事があればもっと勇気をもってがんと闘える」と感激する患者もいた。患者の意見を聞けば、もっとも患者に適した食の開発ができる。

少しずつ患者や家族、医療関係者にもケアフードが浸透し、病院の食事も変わりはじめる。病院の栄養科の方々がケアフードに注目し、千葉県がんセンター・順天堂大学附属浦安病院・国立がん研究センター東病院などで採用するようになる。

病気の時こそ食は重要である。前向きに生きようとする患者を励まし、患者に安らぎを与える。がんは治療だけでなく、あらゆる面から患者に寄り添うことが大事である。それが「医療・福祉ネットワーク千葉」の目的である。ケアフードは「医療・福祉ネットワーク千葉」のホームページでレシピも含め詳しく紹介されている。

竜の幅広い活動に驚かされる。病院長時代から患者中心主義で何をなすべきかというスタンスを貫いてきた結果、ＮＰＯ法人の理事長となりケアフードにたどりついた。

「どこでもＭＹカルテ研究会」

「医療構想・千葉」の代表として、「医療・福祉ネットワーク千葉」の理事長として、竜は「どこでもＭＹ（マイ）カルテ研究会」を活動の中心として取り組んでいる。患者が自分の医療情報をいつでも見られる体制を確立することを目的に、平成二三年七月二九日、「どこでもＭＹカルテ研究会」を立ち上げる。以降、医療構想千葉の主要テーマとなる。

診療情報は受診した診療所・一般病院・専門病院など、それぞれに保管されている。患者は自分の情報であっても自由に扱えない。「患者情報は患者のもの」を基本方針にする。患者にとって必要な情報を携帯電話の中に取り込み、どこの医療機関でも利用できるようにする。もう一つは患者に必要な全医療情報を患者本人の了解のもとに、安全性が確保された形でクラウド上のデータベースに集積し、医療機関の枠を超えて統合する。医療情報を患者が了解した第三者が閲覧できるようにする。

同じ検査が繰り返される重複診療が避けられ、複数の医療機関で診療内容がチェックできる。重複診療と過剰診療を防止できる。MYカルテのIT化を推進して、病病連携、病診連携を強化すれば、さらに安全で質の高い医療を国民が受けられる。IT化の産業振興にもつながる。

平成二二年七月二九日、第一回「どこでもMYカルテ研究会」は七〇名ほどが参加し、千葉駅ビルで開催される。「医療構想・千葉」の増山茂が司会を務める。議題の中心は内閣官房情報通信技術担当室（現在のIT総合戦略室）の野口聡参事官による「どこでもMY病院構想について」である。二二年五月に政府の高度情報通信ネットワーク社会推進戦略本部（IT戦略本部）が公表した「新たな情報通信技術戦略」における医療分野の計画の一つにどこでもMY病院構想がある。

MY病院構想は達成目標を掲げて位置づけられ、シームレスな地域連携医療の実現、レセプト情報（診療報酬明細書）などの活用による医療の効率化をめざしている。国の方針であるMY病院構想と、「どこでもMYカルテ」とは同じ認識であることが確認される。

竜による話題提供は、「なぜどこでもMYカルテか」のタイトルで行われる。「医療情報は患者のものと認識し、積極的に情報を公開する。そのことを通じ医療不信を取り除き、患者自身に健康の自己管理を促すことも重要だ」と発表する。

「千葉大学、千葉県の取り組み」と題して千葉大学附属病院企画情報部の高林克日己教授が、「患者情報をモバイルに取り込みシステム開発」と題してソフトバンクモバイルの白石美成氏が、「地域連携と電子カルテ」と題して日本電気（株）医療ソリューション事業部長がそれぞれ講演する。

千葉県がんセンター・亀田総合病院・千葉市立青葉病院・千葉県医師会・帝京大学など様々な医療機関での医療電子化への取り組み、地域的に取りまとめる試み、ＩＴ技術上の挑戦など意見発表がある。普及させるにはＩＴアレルギーの人でも利用できる情報端末の整備が必要との意見もある。医療ＩＴ化の明るい面だけでなく、情報漏えいの危険性など影の面も指摘される。

「どこでもＭＹカルテ」を普及させるには、ＩＴアレルギーの人でも利用できる情報端末やシステムを開発しなければならない。当初、竜はソフトバンクと組んで患者情報を携帯電話に入れることができないだろうかと考えた。旅行先などで会話ができない事態に陥っても、携帯電話に自分の医療情報や健康情報があれば、持病や体質なども考慮され適切な医療が受けられる。

第二回「どこでもＭＹカルテ研究会」

平成二二年九月三〇日、第二回「どこでもＭＹカルテ研究会」は東京駅近くで増山茂の進行で開催される。医療関係者・患者団体・ＩＴ技術者・政策担当者・自治体関係者・ジャーナリストなど一六〇名が参加し、会場は満員となり盛況である。ＩＴの推進により日本の医療の将来のあり方をめぐり、第一線の有識者が熱心な議論を交わす。

なお、大勢の講師が講演をするが、講演料を一切払っていない。講演を依頼した講師は手弁当で参加する。貴重な交流ができ大きなメリットがあると、皆喜んで引き受ける。会場費だけの負担なので、たいへん安く研究会を開催できる。

竜のあいさつにつづき、野口聡内閣官房ＩＴ担当室参事官が基調報告「新たな医療ＩＴ化戦略と工程表」を行う。実現すれば画期的なことである。

「新たな情報推進戦略は過去の戦略の延長線上にあるものでなく、新たな国民主権社会を確立するための重点戦略として、『国民本位の電子行政の実現』『地域の絆《きずな》の再生』『新市場の創出と国際展開』の三つにしぼっているのが特徴である。

国民が医療情報を保有管理する試みとして『どこでもＭＹ病院構想』が注目される。これが実現すれば、個人が自分の医療情報を医療機関に提示することで、どの病院でも適切な患者主体の医療を受けられる。医療情報を自分で持つことで、健康や病状を自己管理する意識が高まる」

第二部は、「電子カルテの現状と問題点─どこでもＭＹカルテ実現のために─」と題して、高林克日己千葉大学医学部付属病院副院長を座長に行われる。「病院運営の立場から」をテーマに高林長裕千葉市立青葉病院院長が、「介護・福祉の現場に医療情報は来ません」を尾林和子東京聖新会理事が、「患者の立場から」斎藤とし子アイビー千葉（乳がんの患者会）代表が講演を行う。

第三部は、「モバイルを使った『どこでもＭＹカルテ』実現のための技術開発」のタイトルで、高野英行千葉県がんセンター画像診断部長を座長にして行われる。ソフトバンクモバイル、野村総合研究所、ソフトウェア・サービス、富士通、日本電気、富士フィルムなど日本を代表するような企業から、モバイルへの取り込みシステムや地域医療連携システムの運用技術など、技術開発の現状が報告される。様々な取り組みが行われており、この中から基礎が固まっていくのだろう。また、電子的に医療情報を患者に手渡している天野教之天野医院院長の取り組みも報告される。

第四部は、竜を座長にして全員討論を行う。大病院の院長も、勤務医も、大学病院の教授も、開業医も「患者情報は患者のもの」という認識であることが確認される。患者団体はカルテ情報を参照できる地域医療ネットワークを待ち望んでいる。これを受けて竜は、次のように第二回のMYカルテ研究会を総括する。

「医療や報酬に関して細部にわたるまで厚生労働省が決めているのが現状だ。現行の診療報酬では、普通の経営をしていると医療機関の大半が経営不振に陥ることになる。これが過剰診療や適応外診療を生む温床となり、さらなる医療費高騰を招いている。患者本人が自分の医療情報を保有する『どこでもMYカルテ』が実現すれば、重複診療や過剰診療がなくなり、七兆円の医療費が浮くと試算している。浮いた医療費を医療従事者の増加や人件費増に使えば、医療機関を取りまく環境は大きく変わる。

患者情報は患者のものとベクトルが向かってくれていることが、研究会の成果だ」

東日本大震災を受けて

大好評の「どこでもMYカルテ研究会」である。しかし、第三回目の開催は平成二三年七月まで遅れる。平成二三年三月一一日に発生した東日本大震災が遅れた要因である。竜や増山茂など中心メンバーだけでなく、研究会関係者の多くが被災地支援の活動を行っていた。そこで大震災の支援活動の体験を活用して、研究会三回目のテーマを「災害時における医療・介護情報ネットワーク―東日本大震災復興へ向けて将来医療情報システムを先取りする『どこでもMYカルテ』の実現」とする。

個々の医療機関で管理されていた患者の医療情報や薬剤の情報は、大津波で流出したり火災で焼失したりして失われる。被災者は自分の健康・医療・薬剤の情報を正確に知ることは少ない。とくに高齢者や小児の場合は問題が大きい。災害から生き残った医療機関でも被災した医療機関の情報にアクセスできない。医療情報は孤立化し、分断されている問題が浮き彫りになる。心臓や肝臓が悪くないか、糖尿病やアレルギーがないか、など医療情報がないと、危篤の患者を目の前にしても簡単には治療を始められない。

全国から医療支援に来た医療関係者は被災者の健康医療情報が把握できない。電子フォーマットもまちまちで、ボランティア医師と次に来る医師とで医療情報が共有されない。復旧が進み避難所から仮設住宅などへ移る場合も、避難所で蓄積した医療情報は継続が困難である。医療情報の電子化は医療機関ごとの独自性が強く、統一されていない。

「どこでもＭＹカルテ研究会」は医療のＩＴ化を検討する。電子カルテの現状と問題点を洗い出し、中核病院・診療所・薬局・介護施設・在宅患者などをシームレスに連携させることを目的に活動する。災害時にこそ強力で合理的な連携システムが必要となる。東日本大震災を教訓に災害時における医療ネットワークを、第三回ＭＹカルテ研究会のテーマとする。大災害時こそ「どこでもＭＹカルテ」は威力を発揮する。

第三回研究会の第一部「現場では何が起こっていたか」では、東日本大震災の被災地最前線で救援活動を行った医療・介護関係者から、生々しい現場の状況や問題の報告が行われる。講演名と講演者を紹介したい。

「東日本大震災被害の二割を占めた石巻市」石橋悟・石巻赤十字病院救命救急センター長。「壊滅した気仙沼、介護施設の目から」湖山泰成・湖山医療福祉グループ代表。「南三陸の状況：医療・介護情報のあり方」西澤匡史・南三陸町医療統括本部責任者。「福島県新地町医療支援」姫野信吉・医療法人八女発心会理事長。

研究会の第二部「将来を見据えた医療情報システムとは」では、政府やシンクタンクの立場から、医療情報システムのあり方について講演が行われる。

「宮城県震災復興計画と医療情報のあり方」名取雅彦・野村総合研究所。「医療情報化に関する総務省の取り組み」馬宮和人・総務省情報流通行政局情報流通振興課課長補佐。「震災対応の観点か

ら見た新医療IT戦略」野口聡・内閣官房IT室担当参事官。

研究会の第三部「震災は情報空間をどう歪めたか」では、山根一眞ノンフィクションライターによる、未来の希望である子供たちを中心に据えた復興の可能性について報告が行われる。

医療構想フォーラムへ

平成二三年一一月に第四回「どこでもMYカルテ研究会」が「社会保障番号制度の現状と医療情報ネットワークの関係」をテーマに開催される。平成二四年六月には第五回研究会が「医療・介護・福祉を結ぶどこでもMYカルテ」のタイトルで開催される。

平成二四年一〇月、第六回研究会は「医療・介護・福祉情報の透明化と医療イノベーション」をテーマに、平成二五年一〇月、第七回研究会は「医療と介護の連携は認知症にどう対応できるか、ICTの果たす役割は」と題し、平成二六年六月、第八回研究会は「生活者視点で地域包括ケアを支えるICT」をテーマに実施される。

毎回興味深いテーマを取り上げる。日本の第一線で活躍する有識者やリーダーの発言は有意義で参考になる。さらに関心のある方は、「医療構想・千葉」のホームページなどを参照していただきたい。

平成二六年一二月、第九回研究会は新しい体制で、「まち・ひと・いのち創生シンポジウム」を開催した。「どこでもMYカルテ研究会」は四年間で八回開催してきた。この間、医療・介護・福祉・ＩＴを結ぶ技術開発や実践研究など様々な取り組みを行う。「どこでもＭＹカルテ」は一部で実践されるまでになる。医療から介護・福祉を加え、ロボットなどの実践的技術を加え、地域社会全体にフィールドを広げるため、ＭＹカルテ研究会は「医療構想フォーラム」に発展改組する。医療にＩＴをどう応用するか、ＩＴでどこまで何ができるか、幅広く研究するためである。

まち・ひと・いのち創生シンポジウムは工藤憲一（野村総合研究所）の総合司会で開催される。開会あいさつは増山茂氏が、第一部は「コミュニティ・ヘルスと地方創生―ヘルスケアの主体は医療機関から患者・地域へ―」と題し、第二部は「ＩＣＴとロボットが変える医療・介護の未来―知性をもったＩＣＴロボットのインパクト」とのテーマで行われる。

すでに医療・介護の現場にロボットの導入は始まっている。ペットのような癒やし系のロボットから移動の介助、ロボットスーツのようなものもある。また意思伝達のツールなどの開発も考えられる。ロボット・人工知能はこれから発展するものだ。

人（患者）を重視したうえで、地域の医療や健康について幅広く理念と実践を考える。さらに医療や介護の現場にロボットをどこまで活用できるか展望する。格安の参加費で、最先端の医療情報を収集研究できる場を提供する。竜の活動範囲は感心するほど広い。アイデアマンで実行力があり、フットワーク軽く行動する竜だから可能なのだろう。

挑戦は続く――●

浦安ふじみクリニック院長就任

千葉県がんセンターを定年退職した後、これまで述べてきたように「医療構想・千葉」の代表として、また「医療・福祉ネットワーク千葉」の代表として、竜は医療や福祉に貢献していた。そんな時、柳井光子《やないみつこ》さんから「退職して暇でしょうからクリニックを手伝ってほしい」と声がかかる。平成二二年三月に開設した、浦安ふじみクリニックがうまくいかない。院長として再建して欲しいとの依頼である。

千葉県がんセンター長時代、柳井光子さんの夫（正基）は肺がんと診断されて、セカンドオピニオンを求められる。竜は「肺がんではないし、手術も必要ない」と説明する。事実、肺がんで死亡することはなかったので、竜の診断は正しかった。それ以来の友人である。

柳井光子さんは山一興産株式会社（生コンクリートの販売）の代表取締役社長、社会福祉法人江戸川豊生会理事長、医療法人社団健勝会常務理事、学校法人草苑学園学園長、浦安商工会議所会頭、社団法人浦安観光コンベンション協会会長などの要職を務め、目覚ましい活躍をしている。とくに商工会議所の女性会頭は日本で一人といわれる。

また浦安市へ救急車を寄贈するなど社会貢献も行う。さらに第一〇〇回（平成二三年度）渋沢栄一賞を受賞する。誕生日会などのパーティを開催すれば、政党の重鎮や自治体の首長なども駆けつける。

健勝会は、浦安ふじみクリニック、へいわじまクリニック、介護老人施設睦沢の里を運営する。竜は地域中核病院やがん専門病院の院長の重責をまっとうした。だが今度は、診療所の立て直しである。がん専門医や病院経営者の経験を活かしながら、町医者（総合診療医）になる決心をする。初めてのことだけに、相当苦労することは明らかだ。

地元医師会を含め、「怖い院長がやってくる」「主張するため県知事選まで利用する」と悪評渦まく中、平成二三年四月、竜は浦安ふじみクリニックの院長に就任する。慣れない診療分野は知人友人、娘さん（消化器内科医）にまで教えを乞い、勉強に励む。懸命な努力と幅広い人脈が竜をりっぱな院長に育てる。病院で職員の誰よりも早く出勤し、カルテを確認し入院患者全員の顔や表情を見てきた経験が活かされ

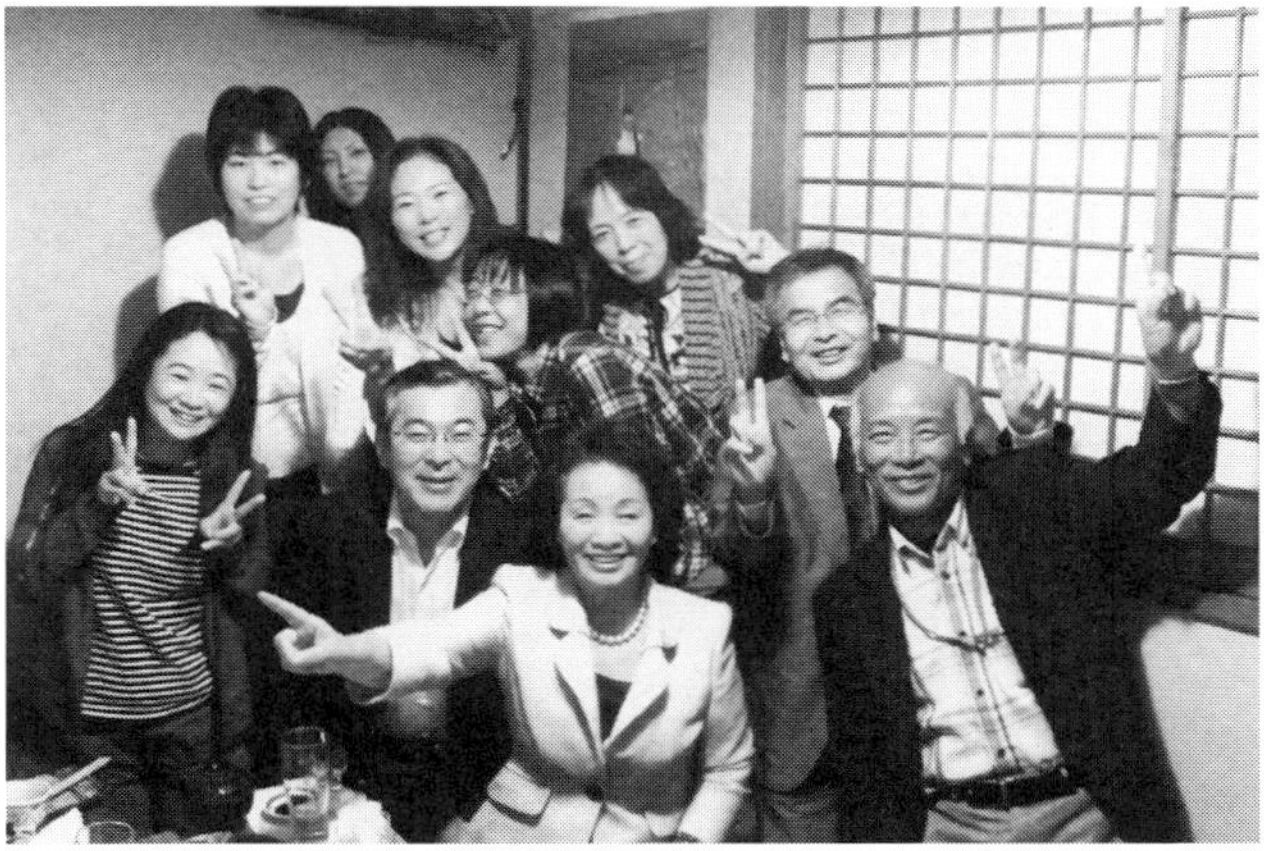
柳内光子浦安商工会議所会頭（前列中央）とスタッフたち　2012年

る。患者とともに歩む、患者の命と心にとことん向き合う竜の思いは、地域医療の最前線でも健在である。元がんセンター長が診療所の運営などできるのか、という批判を吹き飛ばしていく。

専門外来を充実

浦安市には八〇を超える診療所があり、浦安ふじみクリニックの近くにも診療所がある。地元のほとんどの患者はかかりつけ医をすでにもっている。そこへ落下傘《らっかさん》のように降り立った新米院長は専門外来を設け、診療所であっても最高の医療を受診できるようにする。そしてホームページを充実させて、地元以外の患者も呼び込む。

浦安ふじみクリニックは内科・外科・放射線科を診療科とする。竜の幅広い人脈を利用した専門外来は好評である。専門外来は泌尿器科・痔肛門直腸外来・禁煙外来・消化器外来・肝臓外来・トラベル外

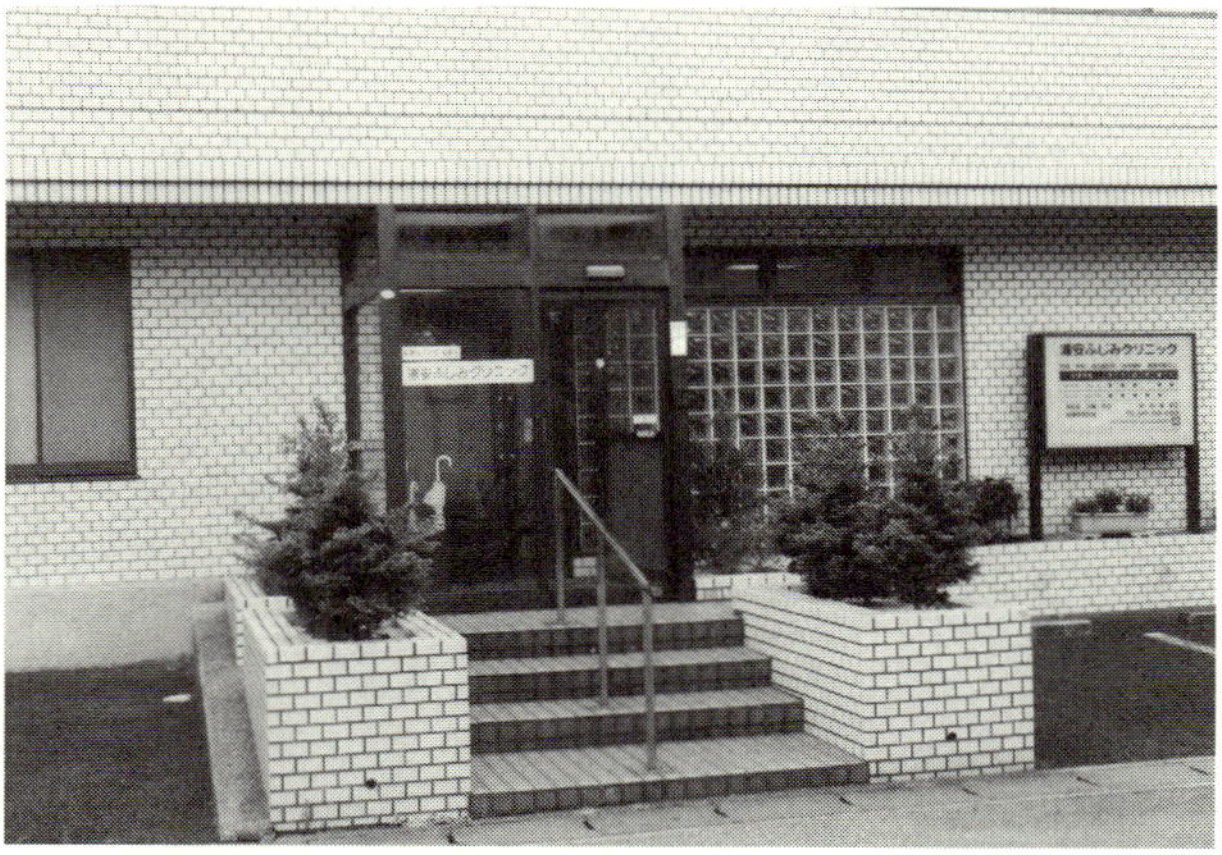

浦安ふじみクリニック

来・がんよろず相談外来などである。最近よく聞くようになった禁煙外来はまだ珍しかった。

トラベル外来はどこにもない。増山茂医師（東京医科大学病院渡航者医療センター教授）が海外旅行や海外出張などの方のために、日本ではない感染症や狂犬病などに対応する。旅先や赴任先に適合した予防接種を計画的に行う。海外渡航中の健康指導もアドバイスする。

がんよろず相談外来はがん専門医としての経験と知識を活かし竜院長が担当する。がんとどう向き合ったらよいのか、今の治療法でいいのか、再発したらどうしようかなど、がん患者の悩みや不安は尽きない。がんの診断や治療のアドバイス、心と体の苦痛のカウンセリング、最善の治療施設の紹介、在宅ケアの提供など、がんに関する継続的なアドバイスや指導は竜の目指すものだ。

町医者である竜は専門病院への紹介状を書くこと

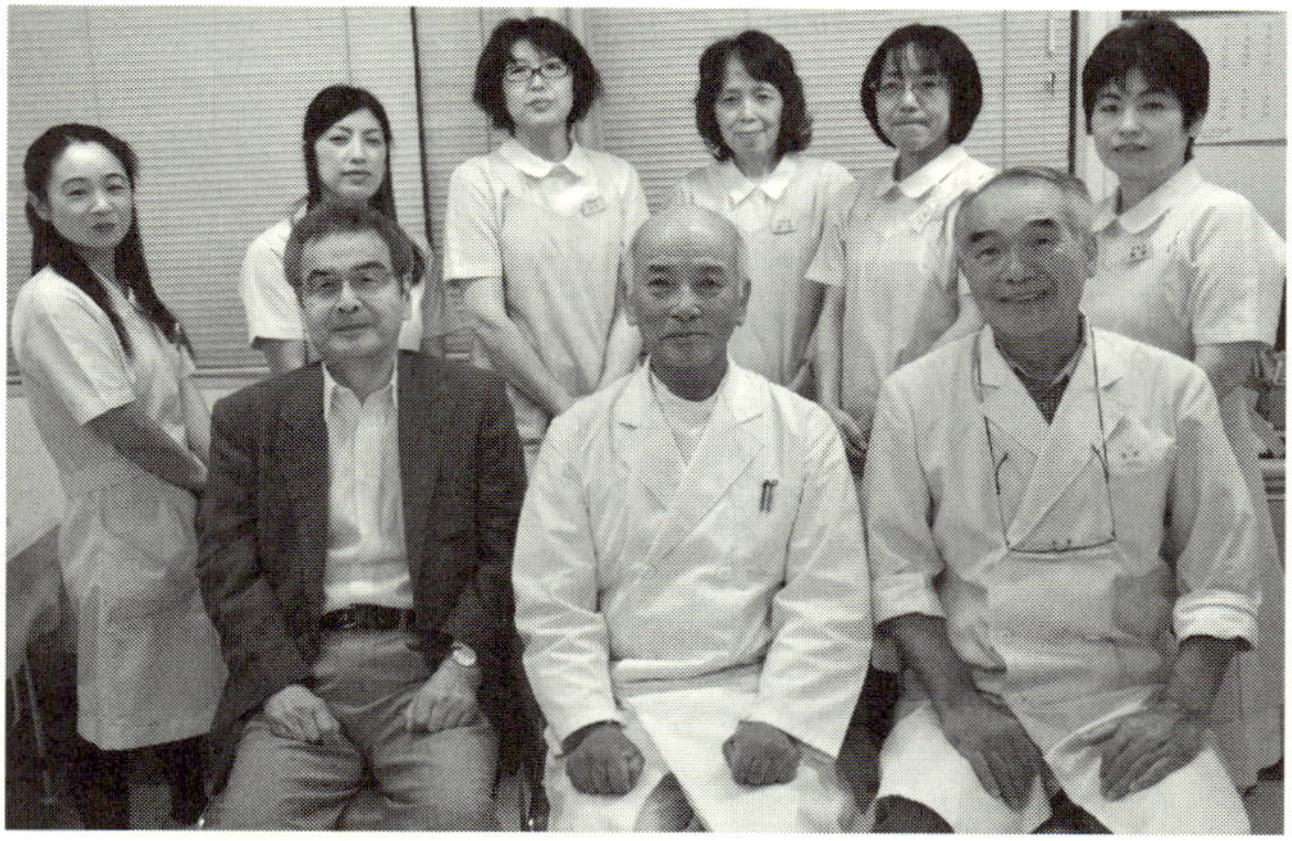

田上事務局長（左）、更科理事長（右）はじめスタッフ　2015

も多い。紹介された患者は「病院へ行ったら院長があいさつにきて、竜先生とはどういうお知り合いですか」と熱心に聞かれましたと竜院長へ報告する。紹介患者は竜院長の大物ぶりに驚き信頼を強める。竜院長は自分のすべてを患者に提供し、患者の信頼を一つひとつ積み上げていく。雇われ院長であっても、患者のためにまた周囲の期待に応えようと全力疾走で挑む。

スタッフとの信頼・連帯

竜院長の診察は来た順番ではなく、具合の悪い患者を優先する。その方針を職員に徹底させる。すでに待っている患者には、「ごめんね、具合が悪い患者さんを先に診ます」と了解を得て、早く診察させる。待合室に座っていても、具合が悪ければすぐに診てもらえる体制を定着させる。

「診なくていいから、薬だけくれ」「風邪薬をくれ」「血圧の薬をください」「睡眠薬をくれ」という患者も多かった。患者のいうことを聞いて黙って薬を出すのがいい医者だと思っている。しかし面倒でも丁寧に説明し、むやみに薬を出さない。必要最少限の投薬に抑えるのがいい医者の必要条件である。看護師も「先生が顔を見て診察し、お変わりなければお薬出しますから」と真剣に説得する。

必要のない検査をやらない。患者本位の治療に徹する。何をすれば儲かるかでなく、どうすれば患者のためになるかを考え抜く。そうすることで患者との信頼関係を築き、同時にスタッフとの信頼関係も固める。

竜院長はスタッフへの指示は多いが、ほめることを忘れない。「患者さんの話を丁寧に聞いているね」「薬の知識はすばらしいね」「できる看護師がいるから、俺はここに勤めるようにしたんだ」と、スタッフを評価し上手にほめる。「医者に初めてほめられた」と告白するスタッフもいる。

竜院長はスタッフ全員で薬品の説明を聴く。最新の薬を使用するため、情報の収集は重要と考える。「売りたい薬があるなら、看護師にも事務員にもわかるように説明しないとだめだよ。時間は一〇分」と、薬品会社の営業に指示する。竜院長はスタッフ全員で医薬品ごとの情報の共有に努め、連帯感を強めていく。いいスタッフに育て、うまく使うのも院長の役目である。組織の大小にかかわらず、トップの責任は大きい。

だんだんと患者が「親切な病院でよかった」と他の患者を紹介するようになる。スタッフも「安心な病院だから」と、知人友人に受診を勧める。職員が「うちの病院はやめたほうがいいよ」というようでは話にならない。

クリニックの最高経営会議

スタッフが自分の診療所と思って仕事をできるように、また、院長の考え方を理解しクリニックの現状を全職員が把握するために、最高経営会議を約四半期ごとに開催する。平成二七年五月の同会議を取材させていただく。

会議は診療を終えた午後六時三〇分過ぎ、浦安ふじみクリニックから徒歩二、三分の焼肉店で行われる。店主も竜院長のファンという。最高経営会議は、クリニックのスタッフ全員と医療法人社団健勝会の三国千津子理事、田上誠一事務長も参加する。

田上事務長より「平成二二年、二三年は患者数が最低の状態でしたが、二三年四月に竜先生が院長に就任してから順調に上昇しています。困難な状況は完全に脱却し、患者数も収入も心配ありません。安心してやっていける状態です」と、資料を提示しながら現況を誠実に説明する。

三国理事は次のように補足説明する。「平成二二年、二三年はグループの利益をふじみクリニックに入れていた事情があります。二六年度はふじみクリニックの経営に余裕もでき、これからは皆さんに還元できるようになります。先生方のご尽力もさることながら、スタッフの見えないところでの努力のおかげで、数字にも如実に表れています。感謝してい

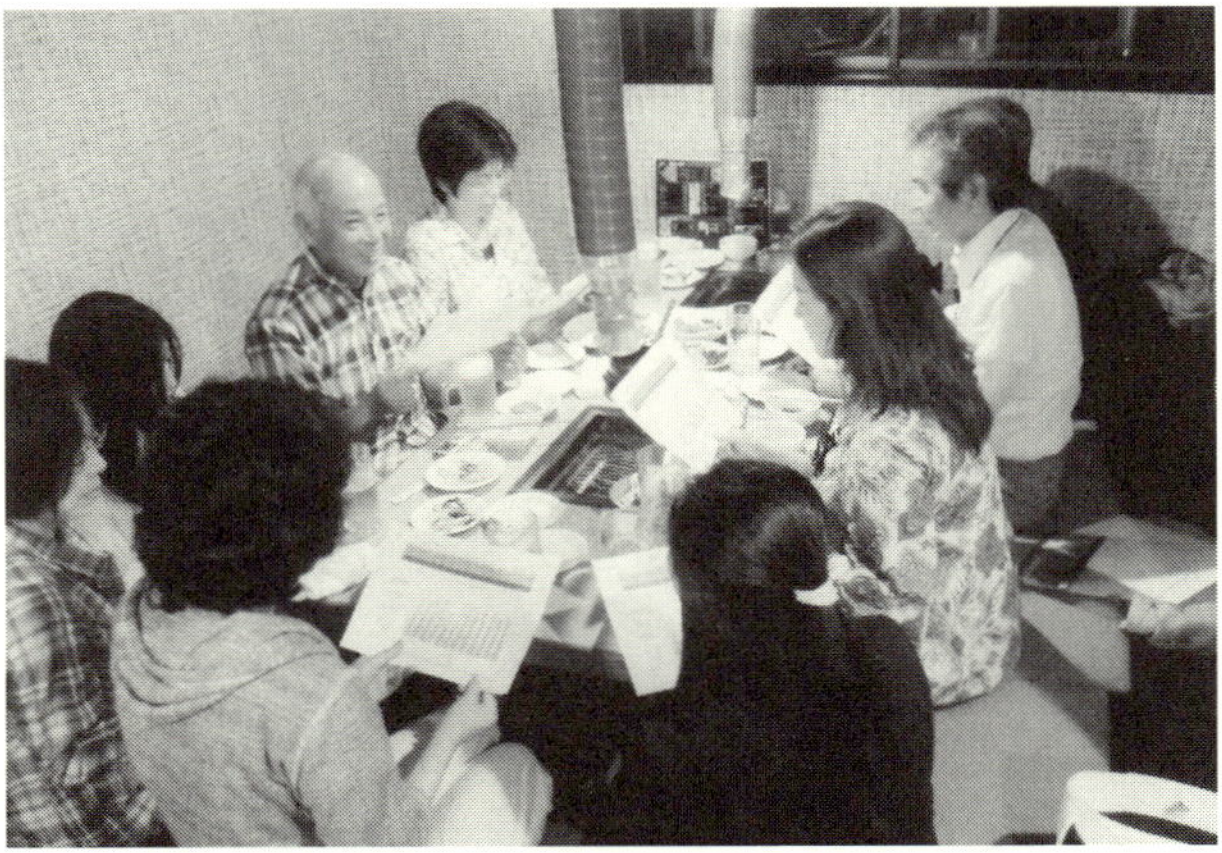

浦安ふじみクリニック最高経営会議　2015年

ます。お互いの相乗効果で、さらに発展するようにしましょう」

竜院長も明快な方針を説明し、スタッフの士気を高める。「患者さんが満足し喜んでもらえる良心的な医療をします。申し訳ないが経営改善のための経営はしない。患者さんのための医療をすれば、結果的に経営は改善します。私にできることは限られています。また私がいなくなっても大丈夫な体制を作らなければしょうがないので、専門外来は一流のよい先生を雇い、次の一〇年を考えてやりましょう。いくら医者が頑張っても、スタッフがよくなければどうにもならない。みんなで力を合わせてやっていきましょう」

看護師から「忙しいけど先生（竜院長）が前向きに頑張っているので、私たちも頑張れます。ただ先生がもう一割か二割病院に居てくれたらうれしいかな」と、忌憚のない発言がある。海外旅行での長期休暇も指している。最近の登山で足を少し痛めた竜院長を心配してのことだ。にもかかわらず竜院長は今年もヨーロッパアルプスの登頂を計画している。

「もう少し来るようにすることはできる。月曜日は可能だけど、忙しいのに来たら皆迷惑じゃないの」「昨年はモンブラン登頂ができなく残念だった。どうしても今年は登りたい」と説明し、竜院長はヨーロッパ登山の了解をなんとか得る。

そして竜院長の発声で乾杯し、ビールを飲みながらの楽しい最高経営会議が続く。例によって竜院長は一人ひとりに酒を注ぎ、笑顔で意見交換する。熱心に職員の話に耳を傾け、院長の考えを本気で説明する。焼肉屋でこんな明るく楽しい最高経営会議など、ほかには例がないだろう。

理事から事務長、院長以下全スタッフがクリニックの現況・方針・課題などを共有する。全職員が一丸となり、さらに高みをめざし一歩一歩階段を上っていく。大小の区別なく組織が一致団結し目標に向かうとき、組織は想像以上の力を発揮する。

バーベキュー大会で輪が広がる

患者や地域から愛され、信頼される診療所を目指す。竜院長は強いリーダーシップを発揮する。浦安ふじみクリニックは患者を大事にし、地域の仲間との交流を積極的に行う。クリニックは正月に新年会を開き、餅つき大会を実施する。一二〇名と大勢の参加で、小さい女の子の餅つきはほほえましく本当にかわいい。

夏の納涼祭はバーベキューに生ビールで、のど自慢大会となる。バーベキュー大会は竜院長の発案で始める。職員は一回だけと思っていたが、好評で三か月に一度の恒例行事に定着する。手作りのホームパーティーは回を追うごとに参加者が増える一方である。

市場勤めの患者がマグロを片手に顔を出せば、佐原病院時代の患者からビヤ樽が届けられる。さっきまで点滴していた患者がパーティー会場に早変わりした待合室で穏やかな笑顔で肉をほおばる。大勢の患者や地域の人々が集い、浦安ふじみクリニックは底抜けに明るい笑顔や笑い声であふれる。誰が患者で誰が看護師かわからないほど打ち解ける。スタッフと患者がこれほどの親近感を抱く診療所がほかにあるだろうか。

患者・家族・近隣の病院スタッフ・在宅看護師・ケアマネジャーまで参加する。なかには余命を宣告された末期がんの患者もいる。竜を一人の医師としてはもちろん、人間として心から信頼し支えあう関係が築かれる。

忘年会を開催すれば、遠く外房の勝浦市から竜院長と義兄弟の契りを結んだという元患者（漁業者）が駆けつける。竜院長が四〇代の時の執刀により、肝硬変で肝臓がんが数個ある重い症状から生還する。元患者は竜の私設応援団とまで名乗る。

お酒やおつまみ、サンドイッチなどをクリニック周辺のお店で購入する。普段から患者や地域の人が気軽に相談できる雰囲気を作る。また、浦安復興祭や浦安三社祭など地元行事にも積極的に参加する。医師・看護師・患者と家族・地域住民の間にあった垣根は消滅し、浦安ふじみクリニックは地元に溶け込み一体となる。地元のおじさんおばさんが支持し、

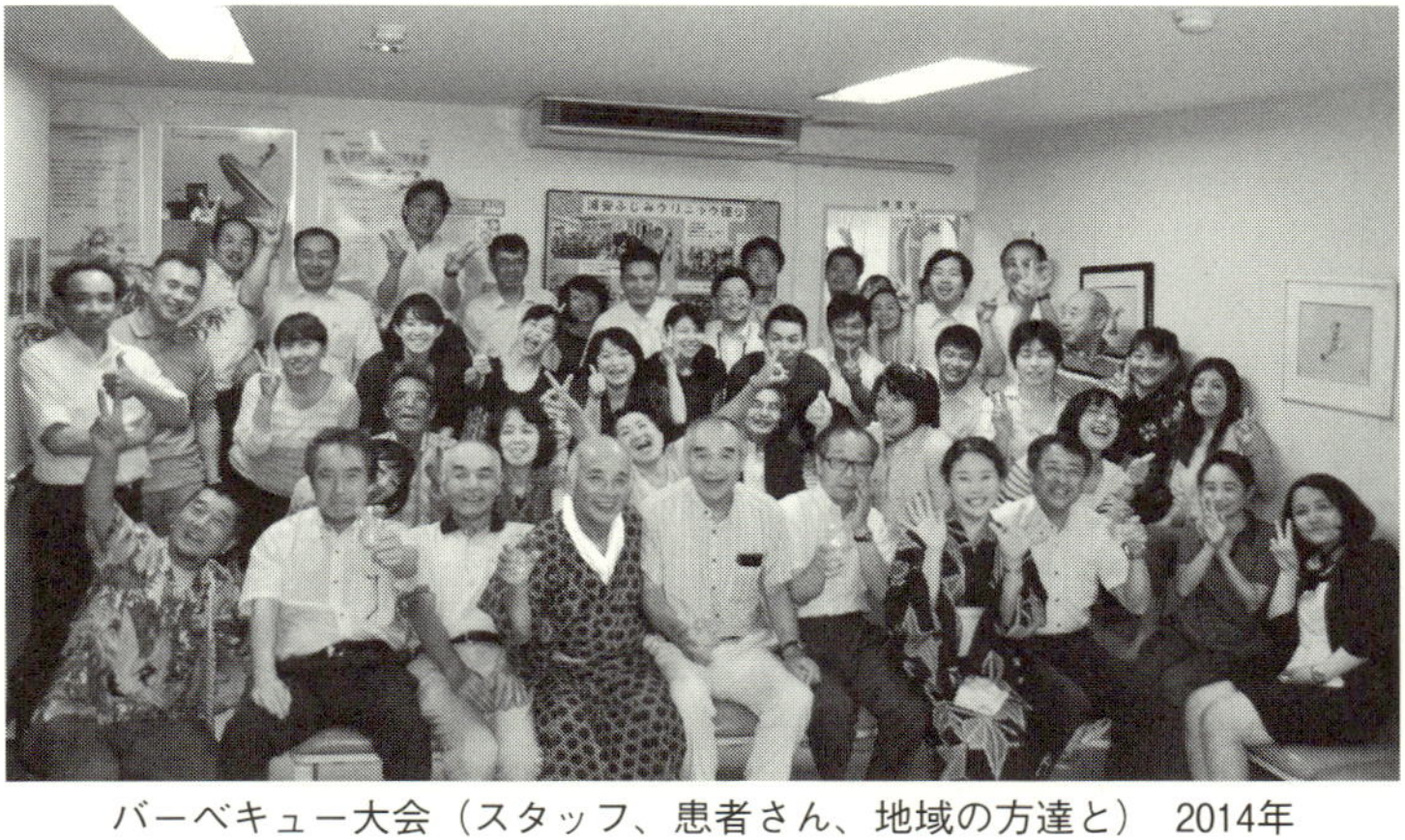

バーベキュー大会（スタッフ、患者さん、地域の方達と） 2014年

患者を紹介するまでになる。

医療界の三冠王

竜院長の気さくで誠実な人柄により、明るく・楽しく・前向きな雰囲気が形成される。当然のように浦安ふじみクリニックは受診患者が激増する。竜院長一年目の平成二三年度の受診患者は五五四七名である。前年度比で三三%の増加である。最初の半年は月の患者が三〇〇名台と少なかったが、後半の半年は月五〇〇名台に増加する。

二四年度には前年比四八%増の八二一八名とする。二五年度は倍増し、一万一八二一名にまで増加させる。二六年度は一万六〇六四名で、前年比三六%増である。受診患者は毎年ウナギのぼりで、最高記録は一日一二〇名という日もあった。就任前年の二二年度と比較すれば、四年で約三・八倍もの増加である。この事実は、浦安ふじみクリニックが地元に受け入れられ、患者から信頼されていることを証明する。

浦安ふじみクリニックの収入を見よう。平成二三年度の収入は前年度比三七%増加する。二四年度の収入は前年度比六三%も増加する実績となる。二五年度の収入は前年度比五二%増、二六年度の収入は前年度比二三%増である。二六年度は二二年と比較すると四年間で四倍増もの実績を残す。

月別の収入でみると、二五年一〇月に一〇〇〇万円を突破する。その後現在まで一〇〇〇万円

浦安ふじみクリニックの患者数の推移

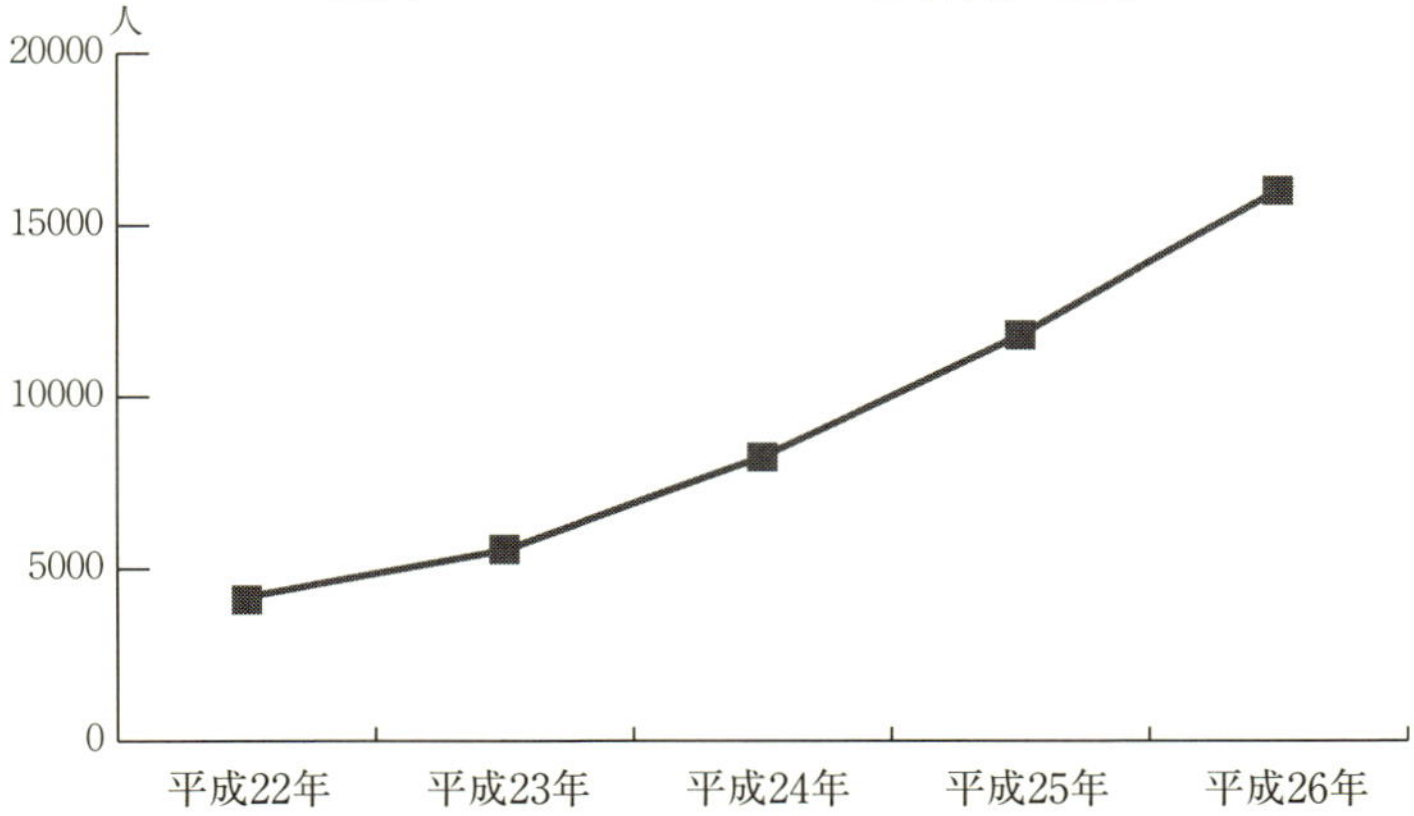

浦安ふじみクリニック収入比率の推移

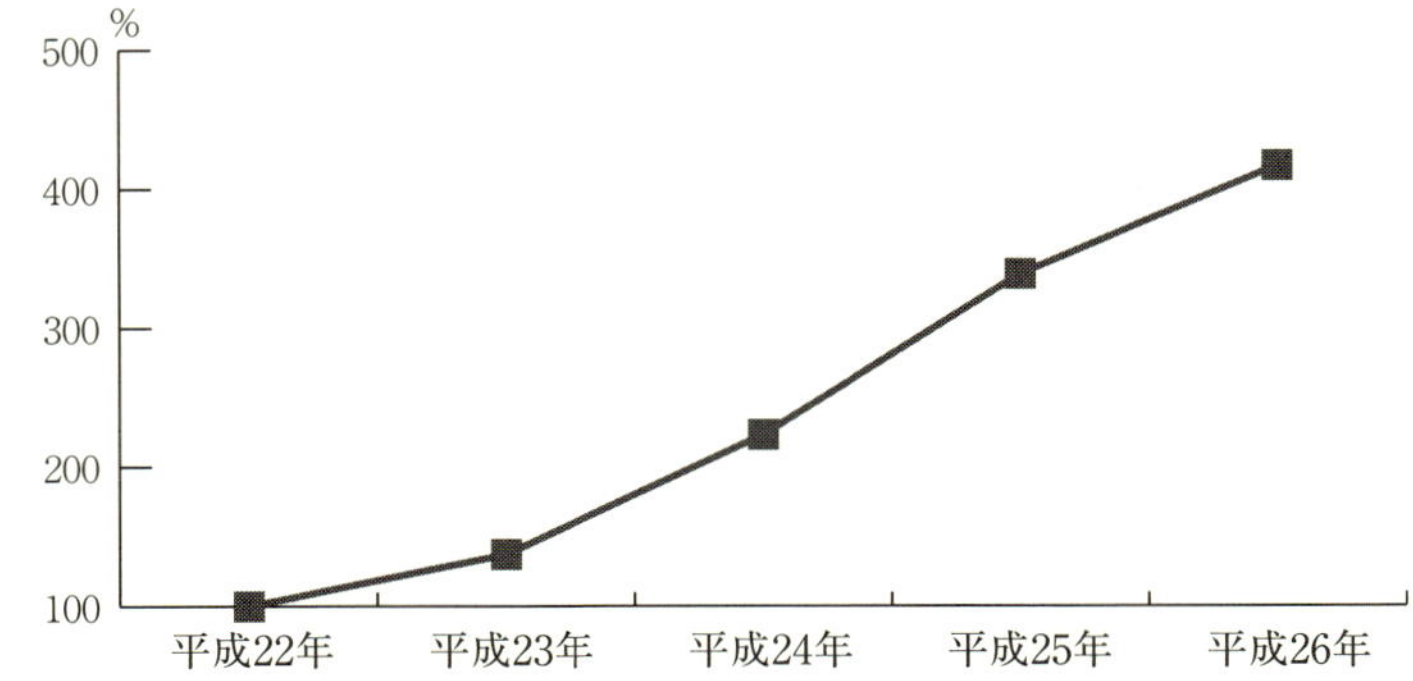

を下回る月はない。収入の増加はクリニック運営の好循環を生み、さらに診療と経営を安定させる。縁もゆかりもない浦安にパラシュートのように降り立ち、みごとに浦安ふじみクリニックを立て直した竜の手腕には頭が下がる。

地域中核病院・千葉県立佐原病院の改革と経営改善、高度専門病院・千葉県がんセンターの診療体制の見直しと経営改善、診療所・浦安ふじみクリニックの立て直し、この三部門で大成功した竜の功績は絶大である。大きく評価されるべきだろう。いわば医療界の三冠王で、三部門すべての成功者は聞いたことがない。与えられた環境のなかで創意工夫して、患者のために最大限の努力を惜しまない竜だからこそ可能である。

患者に寄り添う医療を――•

浦安から全国へ

超高齢化社会を突き進む日本。平成二七年敬老の日に合わせ、総務省は八〇歳以上の高齢者が一〇〇二万人で初めて一〇〇〇万人を超えたと発表した。現在五二万人が待機すると言われ、特別養護老人ホームには空きがなく、二年、三年待ちが普通である。団塊の世代が後期高齢者となる平成三七年は、医療・介護・福祉の需要が激増する二〇二五年問題とささやかれる。医療や介護の施設や人材の不足が深刻化する。日本創成会議は、東京圏（一都三県）の高齢者の地方移住を促す提言を発表する。千葉県西部（市川市・浦安市・船橋市・習志野市など）は介護ベッドがもっとも不足すると指摘する。

七二歳になろうとする竜の最大関心事は、医療と介護のシームレス（継ぎ目断続がない）連携で、安心して住める町造りの実施にある。在宅の患者も、高齢者も寝たきりにならないで、健康寿命を維持して自宅で地域で安心して生き切る。チーム医療や介護で患者に好きなことをさせ、その人らしく自分らしく生きるお手伝いをする。最先端医療の限界に挑戦してきた竜であるが、医療技術より経験と気持ちが重視される世界に入る。

「病院はいやだ」「家に帰りたい」「自宅で最期を迎えたい」と思う人はかなり多いだろう。だが、その希望を実現するには、在宅医療や介護の体制が十分に整備されていなければ困難である。

そこで、浦安市医師会（会長小林澄子）は公的な活動として、浦安医師会地域医療連携委員長のポストを竜へ与える。竜は小林会長と二人でサポートしあいながら活動を展開する。訪問医師、歯科医師、訪問看護師、ケアマネジャー、薬剤師、介護施設、後方支援病院など広く呼びかけチームを結成する。患者と寄り添うチームをうまく作る必要がある。チームリーダーは当初ケアマネジャーを期待したが、やはり荷が重いようだ。医師である竜がリーダーとなりチームを活動させる。

患者の了解を得て患者情報をインターネットのクラウド上で管理し、グループの多職種の人と共有して連携する。患者の病歴（画像やデータ）、訪問看護歴、ケアプランや訪問記録、意見交換を共有する。連絡や記録するのに、ファックスも電話も必要ない。自分のコメントを書き込めばよい。自分の考えや診断を他人の目にさらし、人と協議し相談すれば自分自身のレベルアップにもつながる。

平成二六年六月から活動を開始する。順調に滑り出し患者は五〇人を超える。支える医療や介護の関係者は百数十名に及ぶ。「どこでもＭＹカルテ」を浦安バージョンで実践する。実践を重ねて普遍化すれば全国に拡大できる。今まで考えてきたことを集大成し、足を地につけた草の根の実践である。地域医療の充実、病診連携体制の確立に全精力を傾けてきた竜の情熱はここでも息づいている。

医療と介護の連携

現在は介護と医療が切り離され、ショートステイの期間のみ介護者家族が休憩できる。老々介護の実情では自宅でのリハビリがどうしても困難である。寝たきりの人は寝たきりのままになってしまう。家族が疲れた時、介護施設への短期間入所であり、患者のリハビリにならない。病院へ入院させて、医療や看護師の力を借りて病院の力でリハビリを十分に行う。歩けてご飯が食べられるまで回復させる。回復した患者は自宅に戻れる。そこに訪問看護や訪問リハビリの人が行けば、本人も機能を維持できて、家族も楽になる。お世話をするというより、自立できる医療と介護をめざす。

事実、這ってトイレに行っていた人が歩行器を使い歩けるようになり、自分で座ってご飯を食べられるようになる。また九〇歳代の人が元気で暮らせる。高齢になり面倒をみる人がいなくなり、社会と接点がなくなり寝たきり状態になってしまう。そこで病院に入院させて社会と接点を持ち、リハビリを実施して歩く練習などをする。そして歩けるまで元気になり自宅に帰る。

そこで老々介護ではなく、訪問看護師・ホームヘルパー・訪問リハビリなどいろんな人が入れ代わり立ち代わり出入りする。「おばあちゃん、大丈夫」と背中をさするより、手を取り家の中を一周して歩きながら、「外にあれが見える、きれいだね」と話しかける。体を動かし脳を活性化するような介護をする。

後方支援病院は在宅患者の病状や様態を把握しており、そろそろ入院かとベッドの準備までできる。輸血が必要な患者が、「入院はしたくない」と言えば、後方支援病院では「外来で輸血をお願いしたい」との依頼も引き受ける。訪問医療・訪問看護・介護・診療所・支援病院が一人の患者に合わせ、一体となり機能する。

患者の枕元で関係者会議を開き、こうすればよいだろうと話し合う。医療と介護の垣根がなくなり、ケアマネジャーの活躍の場が広がりスムーズに連携できる。どこでもMYカルテを実践し、患者の医療情報を介護と共有すれば、医療と介護のシームレスな連携が可能となる。

医師には本音や弱音を話せない患者も多い。心配させまいと明るく振る舞い、家族にも本当のつらい気持ちを話さないこともある。しかし、看護師・ヘルパーやケアマネジャーになら本音を話しやすい。だから医療と介護の連携は重要で、患者の声を多方面から拾い上げて活用する。

余命四週間の患者を在宅看護

平成二六年六月、千葉大学医学部附属病院において、心筋梗塞の治療でステントを入れ、同時に大腸がんの末期で人工肛門を保有する、余命四週間を宣告された患者が入院している。本人はもちろん、三人の息子さんは、「自宅で看取りたい。やってもらえませんか」と強く希望する。竜は金子宏美ケアマネジャーへ「悪いけど、ケアマネジャーをやってもらえませんか」と依頼する。さっそく金子ケアマネジャーは入院中の患者と打ち合わせをして、家族と話し合い在宅看護の準備を整える。

末期のがん患者はふじみクリニック診察室へ歩いて入る。「今度お世話になります」とあいさつする。元気そうには見えたが、鼻からカテーテル（細い管）を入れ、点滴の管をつけ、排尿の管もある。竜院長は時間をかけて話を聞くと、カテーテルの管をすべて撤去する。そして、「何をしたいですか」と尋ねる。「日本酒を飲みたい」「ウナギを食べたい」とがん患者は希望する。どちらも入院生活では不可能である。

患者を透視すると二時間たっても胃から出ていかない。竜院長は、「吐いてもよいから、ウナギを食べなさい」とすすめる。消化剤を処方すると、ウナギが溶けて胃からで出ていき吐かないで済む。「あれをやりたい」と、はっきりした意志をもち、残された人生を楽しむ意欲もある。腎機能も肝機能もよい。ただ、がんが転移した皮膚から擦れて出血がある。「がんで死ぬのはしょうがないが、心筋梗塞では死なせない」と決意する。

平成二六年八月、末期がんの患者は小さいながら新車を購入した。近所への買い物に車を運転する。さすがに「大丈夫かな」と竜院長は不安になる。しかし、浦安医師会小林会長は、「いいじゃないですか。人間おもちゃがあったほうが長生きしますよ」と、おおらかに対応する。

訪問看護師に対し、「悪くなっていることは言わないで欲しい」と、末期がんの患者は本心をもらす。そのような希望を竜は医療と介護の方針に統一する。「あれを食べたい。これをやりたい」と自分で決め、しっかりと生きている。残された時間を有意義に過ごせる。それをチームでサポートする。余命四週間と診断された患者は約一〇か月間自宅で自由に過ごした。自分らしく生き小さな喜びを味わいながら、寿命をまっとうした。

ところで竜は、「人の寿命はわからないから、余命宣告は行わない」という主義である。患者に向かって「あなたは何カ月しか生きられません」と言ったことがない。ただ家族に「もうそろそろです」と話すことはある。命と謙虚に向き合う竜の姿勢がわかる。

人生最後の晴れ舞台

人は必ず死ぬ。ただ日常生活に死はないし、死を想像するのは恐ろしい。それでも死について考えることは、自分の生き方を考えることになる。誰でも死が避けられない以上、自宅での死を理想と考える人は多いようだ。八〇%の人が病院で死を迎え、自宅死亡率は一三%でしかない。自宅の畳やベッドの上で死ねることはむしろ幸せだろう。どこで死を迎えるかは本来自由なはずである。自分らしく生き、自分らしい最後を迎えることは極めて重要である。自宅で家族に見守られて大往生を遂げる。在宅で天寿をまっとうする方を全力でサポートする。

訪問看護師から、「もうすぐ呼吸が止まると思います」と竜に電話が入る。竜は家族に、「今静かに天国に向かうところです。寿命がきて大往生です。人生最後の晴れ舞台を、みんなで見送ってください。ご臨終に医師の立ち合いを希望すれば、すぐに医師を向かわせます。そうでなければ翌朝伺います」と丁寧に説明する。

患者や家族の心を傷つけない話し方に十分注意する。普段でも話し方一つで人間関係が大きく左右する。情緒不安定な時、話し方はとくに注意が必要となる。竜は老境に入り、話し方に配慮するようになった。竜は高齢者と呼ばれる年代ながら、柔軟で学習能力も非常に高い。

終末期に、延命治療をしないことはすでに了解済みである。文書でも確認している。医師が死亡を確認しなければ、法律上死者ではない。その間、最愛の家族の死をみんなで受け止めて、天国への旅立ちを静かに見送る。

死を受け入れられない家族は、「あの時ああすればよかった」と、自分を責めるようになる。「あなたは十分にケアし、やり遂げました。すばらしい看取りでした」と、家族への心遣いやサポートも重要視する。通常の治療に家族は居ないが、死と直面する家族のケアは大事である。大切な人を失った家族は悲しみの中にも、幸せを見いだせるようになる。

準備ができていれば、慌てて救急車を呼ばないし、警察が介入することもない。かかりつけ医による死亡診断書が交付されるからだ。自宅での突然死で死亡診断書がないと、警察が介入してきて、介護疲れなどによる殺人を疑われる。家族は取り調べられ、司法解剖まで行われることがある。

大往生を迎えるとき、治療が目的の病院に搬送されれば、輸血・胃ろう・人工呼吸器・心臓マッサージ・心臓への電気ショックなどの延命治療が考えられる。本人の意志に基づかない延命治療は苦痛を与えるだけで、死者への冒とくになるだろう。つらい苦しみを受忍させて、一日でも一時間でも命を延ばすことが患者のためだろうか。終末期につらく非人間的な治療をつづけるかは、患者自身の考えが最優先されるべきである。

一言も話せず点滴で何年も生きる寝たきりの老人は欧米にはいないという。日本では二〇〇万人とも推定される寝たきり老人がいる。延命至上主義で死をタブーのように扱い、人間らしい死に方（最後の生き方）について、縁起が悪いと議論を避けてきた。寝たきり老人に胃ろうや人工呼吸器が本当に必要なのか。超高齢化社会の今こそ、死について十分な議論を必要とする。

浦安で竜は医師として最後の仕事に取り組んでいる。浦安での活動は全国へ波紋のように広がり、地域医療と介護の在り方を問い直すだろう。

具体的な目標に向かい、限りない夢をもって生涯現役で生き抜く。竜の人生は理想的で見事である。超高齢化社会における見本とも言える生き方である。竜本人も幸福な人生と実感する。その魅力的な人生は周りの人たちを感動と幸福のうずに捲き込んでいく。竜の財産である人間関係の輪は拡大する一方である。「第二の人生の充実は、第一の人生の充実の上に成立する」と、竜の人生は物語っている。まずは現役世代の充実が必要である。

早期発見、早期標準治療

消化器外科のがん専門医として活躍し、肝臓がんの手術法を新たに体系化する。配布型のカルテ開示やピアカウンセラー（患者経験者）を導入し、患者中心の医療に取り組む。そして千葉県がんセンターの診療体制と経営を大幅に改善するなど、全身全霊で医療に取り組んできた。そんな元千葉県がんセンター長の竜にどうしても最後に聞きたい。がんとどう向き合うべきか。

人間の体は宇宙のような広がりと神秘におおわれる。考え方や生き方は一人ひとり違う。また体格や体質など肉体も個人個人違う。がんもまた個性豊かで、極論を言えばそれぞれ違うという。日本人の二人に一人ががんにかかり、三人に一人ががんで亡くなる現代、がんとどう向き合うべきだろうか。人生九〇年時代を謳歌するため、理想的ながん予防や治療とは何だろうか。

健康的な生活が理想的ながん予防という。やはり免疫力アップの健康な体が元手である。具体的には禁煙・節度ある飲酒・バランスの良い食事・適度な運動・理想体重の維持・笑顔など、生活習慣の改善でがんはかなり予防できる。

しかし、がんを確実に予防する方法はない。そのため早期発見、早期標準治療ががん治療では重要となる。積極的にがん検診を受け、早期発見に努める。日本はがん大国であるのにもかかわらず、がん検診の受診率は驚くほど低い。厚生労働省の平成二五年調査では、胃がんでも男性四二・六％、女性三一・六％である。乳がんはわずか二七・四％しかない。がん検診受診率五〇％を目標にしている。がんで死なないため、毎年の検診が推奨される。

胃がんや大腸がんなどでは死にたくない。早期発見すればほとんど治る。治るがんを治るうちに見つけ、確実に治すことである。標準的な治療を安定的に実施する。標準治療がもっとも良い治療法で、安全である。そして標準治療が手術であれば、手術を受ける。楽をして治そうとしないことだ。

標準治療で治らないがん患者もいる。治らない患者をどうしたら治せるだろうかと考えるとき、死中に活を求めるような治療があり得る。しかし、多くの患者を救うには、安定的に標準治療を確実に行うことという。標準治療は時代とともに進歩する。よい治療法が完成し、治るようになったがんは治す。最先端医療は必ずしも最善の医療ではない。

治らなかった白血病もよい抗がん剤（分子標的薬）が創薬され、治るようになっている。抗がん剤治療においては、「新しい薬が効くという話だから」という段階では、新薬を使わずに、評価の定まった標準治療薬を使うべきである。

しかし、肺がんや膵臓がんはなかなか助けられない。肺がん対策はタバコを止めることだ。タバコは最大の発がん物質で、発がん物質活性化酵素が含まれる。この発がん物質を不活性化する酵素は一割の人しかもっていない。残る九割の喫煙者は遺伝子が傷つきがんになってしまう。タバコは肺がんだけでない。喉頭がん・食道がん・尿路がん・肝臓がんなど、ほとんどのがんの危険性を高める。さらに糖尿病や高血圧症の愛煙家は死亡率が増加し、自殺行為に等しいと警告する。

治らないがんの代表膵臓がんの患者を、竜は一〇人ほど治療が成功し助けている。しかし、手術してたまたま治ったからといって、その治療法が正しかったとはいえないと話す。だから「〇〇さんはこれで治った」と、科学的根拠のない二、三人の成功例を信じ込むのは危険である。

最期を自分らしく生きる

治らない末期がんであれば、残された人生を大切にすることである。氾濫する情報に振り回され、ワラにもすがる思いで、食事療法や免疫力アップなど、次々と民間療法に挑戦する患者も多い。保険診療でなく、全額自己負担の自由診療のがんビジネスが横行している。できる限りのことをしたいという気持ちはわかる。しかし、人生最後の大事な時間をむだにすることが多い。

残された限られた時間だからこそ、より有意義に自分らしく生き抜きたい。がんと共生するつもりで、おいしいものを食べ、好きなことをして悔いのない瞬間を生きたい。読書でも、芸術鑑賞でも、飲酒でも、お花見でも好きなことや趣味を行えば生きる喜びが生まれる。残る貴重な人生を楽しく自分らしく過ごせる。いかに生きるかは一人ひとりのテーマである。

筆者の小中学校時代の同級生・菅井満春（六一歳）は三年前に会社の健康診断で胃がんが見つかる。ステージ3Bと宣告され、摘出手術を受ける。だが術後の経過が思わしくなく、初めて死や生を意識する。頸椎損傷の事態となり骨に転移と診断されたが、セカンドオピニオンで救われ、幸い快方に向かう。

「新しくもらった命、生きた証を残したい」と、一年前から「恋の郷・水の郷」など地元香取市ゆかりの歌を作って歌手活動を始める。覚悟が決まると、恥も外聞も関係ない。成功治（なるこうじ）の芸名で地元のイベントに出演している。「朝起きて息を吸うだけで生きている実感があり、幸せだ」と明るく前向きだ。さらに「がんのおかげで新たな人生を生きている。今の方がはるかに楽しい。命ある限り歌いつづける」と力強く言い切る。五年生存率二〇％を宣告されたが、残された時間を大事にして積極的に生きる姿はすがすがしく美しい。

「人は生きてきたように死んでいく」という言葉がある。幸せに頑張って生きた人は幸せに死んでいく。残念ながら誰も愛さず誰にも尽くさなかった人は、寂しい最期を迎えるようだ。死はその人の人生が凝縮されている。

死は恐ろしい。「死にたくない」と叫ぶのもその人らしい。今、強がりを言う竜自身も最後は振り乱れるかもしれない。最後は誰もわからないし、不安でいっぱいである。ただ死ぬことを知っていれば、生きている時間を大切にできる。家族や友人と語らう時間も持てるだろう。

病気とのつきあい方、また老いを生きる姿は人様々である。それでも、人生は死をもって完結する。死と向き合い、最後に訪れる死を考えることは大事である。それは最後まで自分らしく生きることだ。自分らしく生き天命を受け入れるとき、最後の一瞬まで輝き、穏やかに天寿をまっとうするだろう。

竜崇正年表

昭和18年(1943)11月１日	東京都武蔵野市吉祥寺　開業医の長男に生まれる
昭和37年(1962)３月	成蹊高等学校卒業
４月	千葉大学医学部入学（現国立大学法人）
43年(1968)３月	千葉大学医学部卒業　大学紛争のため、中央鉄道病院(現ＪＲ東京総合病院)や国保成東病院で研修
46年(1971)４月	千葉大学医学部第二外科入局　消化器外科
49年(1974)４月	国保成東病院（現さんむ医療センター）外科医長
53年(1978)10月	千葉大学医学部文部教官助手
61年(1986)４月	千葉県がんセンター消化器外科　主任医長
平成４年(1992)７月	国立がんセンター東病院　手術部長
11年(1999)４月	千葉県立佐原病院　医療局長
12年(2000)４月	千葉県立佐原病院　院長
17年(2005)４月	千葉県がんセンター　センター長 （千葉大学医学部臨床教授兼務平成21年３月まで）
19年(2007)８月	ＮＰＯ法人「医療福祉ネットワーク千葉」を設立
11月	千葉国際がんシンポジウム開催
21年(2009)３月	千葉県がんセンター　定年退官
３月	政策シンクタンク「医療構想・千葉」の設立を発表
６月	「医療構想・千葉」設立記念シンポジウム開催
９月	第45回日本胆道学会学術集会　会長として主催
22年(2010)４月	筑波大学医学部臨床教授
４月	ＮＰＯ法人「医療福祉ネットワーク千葉」理事長
７月	第１回どこでもＭＹカルテ研究会開催
23年(2011)４月	医療法人社団健勝会浦安ふじみクリニック　院長就任
平成27年(2015)現在	浦安ふじみクリニック　院長 ＮＰＯ法人「医療・福祉ネットワーク千葉」理事長 政策シンクタンク「医療構想・千葉」代表 公益財団法人正力厚生会　専門委員会　委員長

〈主な著書〉

『がん告知　患者の権利と医師の義務』（編著）　医学書院

『肝臓の外科解剖』（共著）　医学書院

『肝癌の治療戦略　A to Z』　医学書院

『肝門部の立体外科解剖』（編集）　医学図書出版

『臨床に役立つ消化器立体画像のつくりかた』（編集）　医学図書出版

『がんの時代を生き抜く10の戦術！』（共著）　三省堂

『がん診療ハンドブック』（監修）永井書店

『New Liver Anatomy. Spvinger』（『新肝臓解剖学』シュプリンガー）

その他著書・学術論文・提言は多数

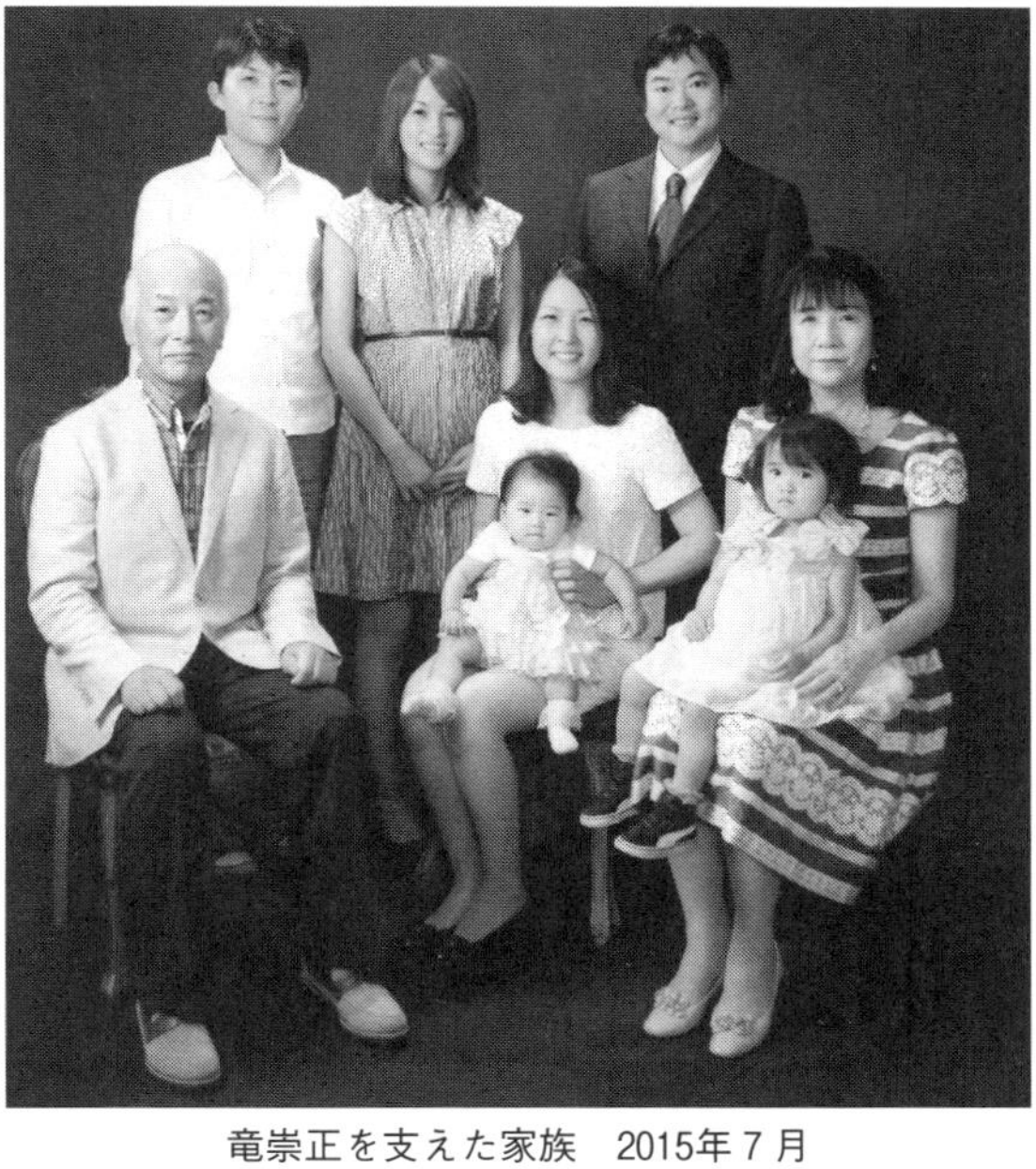

竜崇正を支えた家族　2015年７月

あとがき

もう一六年ほど前のことだろう。「千葉県立佐原病院に大物医師がくる」という噂話で、竜崇正の名前を初めて知った。最近の六、七年間は年に二回ないし三回、竜氏と少人数でひざを突き合わせた酒宴を催すようになる。その楽しい酒宴の場が本書『患者中心主義が医療を救う―竜崇正の挑戦』を執筆する契機となる。

平成二〇年に拙著『病院が危ない―千葉発医療の崩壊と再生』を出版する。現在も、医師不足看護師不足による医療崩壊・病院崩壊の危機は進行中である。医師不足は産科、小児科だけでなく、麻酔科、外科、内科などすべての診療科に及んでいる。超高齢化社会に向かい、とくに救急医療は危惧される。このままでは離島や田舎の話ではなく、首都圏で医療難民があふれてしまう。これは竜も筆者も共有する思いである。

平成二六年度版の消防白書（総務省消防庁）によれば、救急車の平均到着時間は八・五分であるが、病院までの平均収容時間は三九・三分となる。病院に収容するまでの平均時間のワースト一位はなんと東京都の五四・六分で、ワースト二位は埼玉県の四五・四分で、千葉県はワースト三位の四四・一分である。これで首都圏の救急医療は万全と言えるだろうか。通報から患者を病院に収容するまでに二時間以上も要する事例も多数発生している。東京都は一万六八四名、埼玉県は二八三〇名、千葉県は一九八五名である。一分一秒を争う救急医療の崩壊はすでに始まっている。

しかし、一般的には医療問題への関心は低く、医師不足も病院の危機も理解されない。自分や家族が大病になり、あるいは高齢の親が病気になり、いきなり医療とかかわることになる。人は加齢に従い様々な病気にかかり、否応なしに医療から逃れることができない。だが医療に救いを求めても、医療は万能でなく限界がある。現代医療も不確実であることを患者と医師で共有することから始めなければならない。

そこで竜崇正の人生を通じて、医療問題、がん治療の実情、病院経営などを検証しようと意図する。医療に全身全霊をささげる人生は感動的である。一人の男が本気で取り組んだとき、千葉県立佐原病院を変え、千葉県がんセンターを就任一年目から黒字体質に変える。また大学附属病院でもできない手術を成功させるなど、竜の生きざまに強い関心をもった。

それまで十数回以上貴重な意見を拝聴していたので、竜の考えや実績はある程度分かったつもりでいた。ところが取材を開始して、竜の深遠な構想も輝く功績も何も知らないと思い知らされる。取材のたびに、自分の無知を自覚するほかなかった。

竜の人生は筆者の予想を超えてすばらしく、特筆されるべきものであった。佐原病院長時代、千葉県がんセンター長時代の功績は大いに評価され、歴史に記されるべきと実感する。超高齢化社会に向かう現代、第二の人生もみごとである。徹底して患者中心の医療を実践し、医療レベルの向上に努力する。竜の突き抜けた人生を記録し、実績や功績を再評価できることは最高の栄誉であると感動する。本書で「医療界の三冠王」と評したが、その通りの活躍ぶりである。

竜の評価は両極端に分かれる。業務改革を推進するとき、明確な目標を定め強烈な指導力を発揮する。絶賛する熱心な支持者は多いが、竜の心情を理解せず急激な改革を嫌う人もいる。さらに歯に衣着せぬ物言いが一方で好感を与え、逆に一方では嫌悪感を助長させるようだ。

竜の評価は高く多岐にわたる。「パワーがある」「先見の明がある」「手術の腕が良い」「病院の経営能力がある」「ほめ上手で、人を使うのがうまい」「行動力は抜群」「学習能力が高い」「気さくで偉ぶらない」

様々な高評価がある一方で、竜は怖い人という悪評もある。「竜さんがいい人だなんて信じられない」「竜さんが優しいなんてウソだろう。そんなことありえない」と本気で話す人もいる。優しい竜も、怖い竜もどちらも真実の竜である。竜の強烈な行動力と個性が両極端の評価を生み出す。反対意見に耳を傾けながらも、竜は責任をもって結果を出していく。トップとして孤独を恐れず結果を出していく人には、反対意見も誤解も付きまとう。

どんな組織でもトップがダメだと、内部統制もできず能力も十分に発揮できない。創業一四〇年の日本を代表する名門企業・東芝の歴代三社長と四人の副社長がそろって引責辞任した。東芝は売上高年間六兆五〇二五億円、総資産六兆二四一六億円の超巨大企業である。また財界総理とも呼ばれる日本経済団体連合会の会長を複数送り出してきた。石坂泰三や土光敏夫などの名経営者を輩出した東芝だが、トップが自覚を欠き暴走すると誰も止めらない。企業ぐるみの不正会計で、東芝の株価は大きく下落し、ブランドイメージを毀損してしまった。

千葉県がんセンターを盤石な体制にして、竜は平成二一年三月に定年退職したはずであった。だがその後、腹腔鏡《ふくくうきょう》手術後に患者一一人が相次いで死亡し、千葉県がんセンターの信頼は失墜する。平成二七年三月、第三者検証委員会は報告書を提出する。報告書は、「手術を安全、適正に実施するための体制、職員の意識が足りなかった」と厳しく指摘する。

検証委員会の多田羅《たたら》浩三会長は「医療技術や安全管理体制がありながら、このような結果を招いたことが今回の大きな教訓。医療の安全性を高めるため、県がんセンターは意味合いをあらためて認識して、具体的な一歩を踏み出してほしい」と述べる。

千葉県がんセンターでは何度も幹部会議を開き、問題を検討したようだ。ただトップの決断がなく、腹腔鏡手術を止められなかった。死亡例が続けば、徹底した原因究明と再発防止対策を講じなければならない。八例の手術を執刀したT外科医は学会で名声が高く、高難度の手術は学会で成果として発表していた。先駆的な腹腔鏡手術で指導管理する困難さがあり、トップの責任ある決断がなくずるずると対応が遅れてしまう。

竜の退職後、研究局長がセンター長に昇格した。患者を診療する臨床医でなく、研究職の人ががんセンター長であったことも、最先端の手術に判断が迷い決断を遅らせた。懸案の処理をすることなく、センター長を退職してしまう。センター長は空席となり、船長もいないまま問題は大きくこじれてしまう。最先端医療を切り開くT外科医は竜の信頼する部下であったが、竜がセンター長なら決断を遅らせ処理を誤ることはなかったろう。トップの適性や人事は本当に重要で、組織の興亡に直接影響する。組織が輝くにはトップの責任は大きい。

医療の信頼を砕くような報道を目にするたび、医療に献身する医師もたくさん存在するのに残念なことだと感じる。「診療のため昼食は食べたことがない」と話す医師は多い。医療の信頼関係がなければ、医療者も患者も共に不幸な状況に追いやられたままである。失敗や不備を深く反省し改善に努力すれば、医療の信頼関係は必ず修復できる。

平成二〇年をピークに日本の人口は減少に転じ、経済成長率や出生率の低下が問題視される。人口減少社会の到来は、国土政策・雇用対策・社会保障政策など、あらゆる政策に重大な影響を与えるだろう。医療や介護の分野でも連携や工夫が求められ、地域で安心して生き切ることが重要となる。

超高齢化社会を迎え避けて通れないと、終末期医療の問題に竜は正面から取り組んでいる。消化器外科医の晩年は、健康寿命を延ばし、在宅の患者にやりたいことをやらせ、家族に見守られて大往生を遂げさせる。延命至上主義を見直し、自分が受けたくないような苦しい延命治療はしない。タブー視されていた死に方（生き方）、または終末期医療のあり方を問い直す。「人生最後の医療を自分で決める」ことは、本来は当たり前のことだと浦安での実践に努力する。

昨今「終活」が流行ともいわれる。自分の葬儀やお墓について考えることも大事だろう。しかし、「最後まで自分らしく生きる」ことはより重要である。終末期医療、あるいは延命治療について自分の考えや希望を語っておくべきだろう。

医師として最後の仕事を竜は「その人らしく最後まで生き切る」ことを目標に、患者を見守り支えることを決意する。患者のための医療を第一に考え、患者中心主義の医療を実践してきた。そんな竜の医師人生を検証し真髄にふれて、その実績や功績に感銘できた。魅力ある人生を記録した本書を、竜の七二歳の誕生日に出版できる。竜の生きた証を後世にまで残せる。これ以上の喜びはない。

全面協力していただいた竜だけでなく、大勢の人に支えられて本書は上梓することが可能であった。今回もアテネ出版社の吉村親義社長には出版状況が厳しいなかで、出版の英断をいただいた。深く感謝する。

平成二七年一〇月一三日

鈴木　久仁直

〈参考文献〉

『がん告知　患者の尊厳と医師の義務』（竜崇正・寺本龍生　医学書院　2001年）
『肝臓の外科解剖』（竜崇正・趙明浩　医学書院　2004年）
『がん患者学』（柳原和子　晶文社　2000年）
『柳原和子百万回の永訣』（柳原和子　中央公論社　2005年）
『柳原和子もう一つの遺言』（工藤玲子　マーブルトロン　2012年）
『佐原病院の歩み』（千葉県立佐原病院　千葉県立佐原病院　年報）
『がん治療の実力病院』（日本経済新聞社　日本経済新聞社　2005年）
『千葉県がんセンター年報』（千葉県がんセンター　年報）
『がん診療ハンドブック』（千葉県がんセンター　永井書店　2008年）
『がんの時代を生き抜く10の戦術 !』（絵門ゆう子・竜崇正他　三省堂　2006年）
『日本の医療格差は９倍』（上昌広　光文社新書　2015年）

〈著者略歴〉

鈴木　久仁直（すずき　くになお）

1955年　千葉県香取郡山田町生まれ。（現・香取市）

1978年　法政大学社会学部卒業。在学中、東京大学公開自主講座「公害原論」に実行委員として参加。

1978年　小見川町外二ヶ町清掃組合（千葉県香取郡）に勤務。

2009年　香取広域市町村圏事務組合に統合。

2014年　同組合を退職。

〈著書〉

『利根の変遷と水郷の人々』（崙書房）

『変貌する利根川』（崙書房）

『反骨人生―房総の男が生きた昭和の時代』（崙書房）

『ちばの酒ものがたり―酒づくり・心と風土と歴史』（千葉県酒造組合）

『利根川漁業の現状と組合員の意識調査報告書』（利根川下流６漁協連絡協議会）

『利根川河口堰の流域水環境に与えた影響調査報告書』（共著）（日本自然保護協会）

『すべては患者のために―諸橋芳夫と旭中央病院』（アテネ社）

『続・すべては患者のために―医療都市「旭中央病院」諸橋芳夫の理想を継ぐ』（アテネ社）

『大原幽学伝―農村理想社会への実践』（アテネ社）

『病院が危ない―千葉発医療の崩壊と再生』（アテネ社）

患者中心主義が医療を救う―竜崇正の挑戦

発行日――2015年11月1日　初版発行

著　者――鈴木久仁直

発行所――アテネ出版社

〒101-0061

東京都千代田区三崎町2-11-13-301

電話03-3239-7466　FAX03-3239-7468

http://www.atene-co.com

　ISBN978-4-908342-02-8 C0095